若返る
痩せる
病気にならない

腸にいい習慣 ベスト100

松生恒夫

SOGO HOREI PUBLISHING CO., LTD

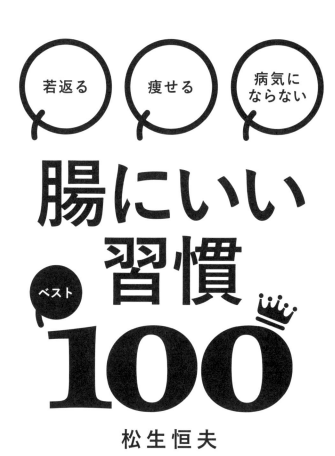

はじめに

私は、消化器内科専門医として、35年以上、のべ5万人以上の方の大腸内視鏡検査をほぼ毎日行ってきました。

長年の臨床や調査の経験からも、腸が健康であることが全身の健康につながり、ひいては長生きにつながると、私は確信を持っています。

また、詳しくは本文に譲りますが、腸は人の体の中で最大の免疫機能を持っています。健康な体の土台になるのは、ほかならぬ腸なのです。

本書では、腸の健康にまつわるトピックを〝100〟集めて書き連ねました。

腸の健康を保つために知っておいてほしい基礎知識、最新の調査結果やエビデンスに基づいた腸にいい知見や腸内環境の新情報、腸にいい生活習慣、腸にいい食べ物、エクササイズ等々、腸に関するさまざまなトピックを扱っています。「便秘を解消したい」「もう少し痩せたい、ダイエットをしたい」「お腹の違和感に困っている」「仕事で不規則な生活を余儀なくされている」「下痢に困っている」「いつまでも若々しさを保ちたい」など、いろいろな悩みに応えられるよう構成しています。

さらに、ご自身で腸の状態や健康な生活習慣についてチェックできる、いくつかのリストや質問項目なども用意しています。

どこから読んでいただいても構いません。興味があるところだけでも、気になるところからでも、とにかく1つでも気に入ったものから本書に書かれていることを実践してみてください。

きっと、悩みの解決につながるはずです。

はじめに 2

第1章 腸内細菌を知って、腸内環境を整えよう

1 まずは「腸」を知ろう！　腸の配置やしくみ、腸の主な役割 16
2 人体には毒素を輩出する機能がある。腸は最大の毒素排出機能 18
3 腸を健康に保つために知っておくべき、「腸内フローラ」と「腸内環境」 19
4 大腸内で作り出される「酪酸」は、天然の「痩せ薬」といわれている 21
5 ビフィズス菌、乳酸菌といった腸内細菌の役割と種類について 22
6 免疫器官でもある腸の腸内細菌とアレルギー症状には深い関係がある 24
7 腸内環境を改善するために重要なこととは 25
8 腸内を健やかにしてくれる乳酸菌の〝動物性〟と〝植物性〟の違い 27

9 少量でも1日に必要な量の植物性乳酸菌を摂れる「ラブレ菌」……29
10 善玉菌のエサになる「レジスタントスターチ」の意外な特徴……31
11 血糖値を上げない「オリゴ糖」は大腸に届き、腸内環境を整える……32
12 便秘や肥満を改善させる重要な〝食物繊維〟の4つの働きとは……34
13 消化吸収されない食物繊維は〝水溶性〟と〝不溶性〟の2種類……36
14 食物繊維を摂取するときに知っておきたい〝FGI値〟……38
15 食物繊維の1日の推奨摂取量は20g。3食に分けたりと食べ方に工夫を……42
16 食物繊維量アップにおすすめの「もち麦ごはん」でスムーズな便通を……43
17 食べる順番も含め食物繊維を意識した食べ方は〝痩せる食べ方〟……44

第2章 腸機能を高め、不調を克服しよう

18 腸内細菌だけではない！「腸管バリア」機能が健康を左右する……48

19 腸管バリアの機能が低下する要因は、エネルギー密度の高い食事!? …… 50
20 生卵で腸管バリアの強化に必要な栄養素の「グルタミン」を補給! …… 52
21 すごい力を秘めた「グルタミン」。摂取の仕方にちょっとだけ注意を …… 54
22 肌荒れ、体臭、だるさ、お腹の張り……、不調を作り出す「停滞腸」 …… 56
23 恐ろしい病気の引き金にもなる「停滞腸」のチェックをしてみよう …… 57
24 飲んだ水の2%しか大腸に行かない!? 「腸の砂漠化」に気をつけよう …… 59
25 夏の水分補給に大切なこと。水分摂取の目安とは …… 61
26 水分摂取の際に腸にいい水は「硬水」。イオン飲料は下痢のときに飲もう …… 63
27 夏にこそ気をつけたいのが「冷え」。免疫機能や代謝が落ちる …… 65
28 「冷え」やすい人の特徴。その要因とは …… 67
29 外と室内の急激な寒暖差が腸を冷やす、気温差10℃の法則 …… 68
30 夏場にお腹を冷やさないようにする冷たい食べ物 …… 69
31 冷えを改善し、腸の動きをよくする「微温湯浣腸」 …… 71
32 冷え性の便秘や停滞腸には「ミント温罨法《おんあんぽう》」で温めることがおすすめ …… 72
33 腸管の働きをよくするといわれる「マグネシウム」 …… 74

34 食生活の変化で現代日本人は深刻なマグネシウム不足に陥っている 76

第3章 排便の悩みを解消しよう

35 排便のメカニズムを知ると、便通の感覚がわかる 80
36 便の状態でわかる！ あなたの腸のコンディションをチェック！ 82
37 排便の量と回数を知っておこう。松生式便秘分類法で効率よい便秘治療を 85
38 直近1カ月程度で始まっていたら要注意！ ただの便秘と思ったら大腸がんということも 87
39 傾向として女性に多い便秘症。年代別で原因が異なっている 89
40 女性は妊娠すると便秘傾向に。子どもの便秘は気づきづらいので注意 91
41 腸は環境の影響を受けやすい臓器。ガスがたまるならペパーミントを 93
42 腸の長さや形状（個人差あり）は便秘に関係があるのか 95

43 便秘が原因で他の病気を招いてしまうことがある …… 97
44 便秘が原因で心が病んでしまうことも …… 99
45 便秘は高血圧につながる可能性もある …… 100
46 サツマイモは便秘に効く。豊富な食物繊維と便に作用する成分がある …… 101
47 排便にとても大切な「便意」。感じなければ危機的な状況に!? …… 102
48 あなたは便意を消失していませんか？ 危機的状況か把握する10の質問 …… 103
49 1日の中での排便のタイミングを知ろう。便意を我慢してはいけない！ …… 106
50 便意を喪失してしまう可能性も。下剤との上手な付き合い方 …… 108
51 つい下剤を使う人が陥りやすい、下剤依存症の重症度をチェック …… 110
52 浣腸はどうしても出ないときに。何度もすると排便力が衰えることも …… 113
53 お腹のこと、便秘のことで力になってくれる便秘外来に行こう …… 115
54 便秘外来のかかり方と、行くタイミングを知っておこう …… 117
55 大腸内視鏡検査と大腸がんの関係 …… 119
56 大腸内視鏡検査の受診先を見極めるポイント …… 121
57 男性に多い下痢症状 …… 123

58 消化によい食べ物。お腹がゆるい人におすすめの食事法 125
59 腸管の働きが異常をきたしている原因不明の過敏性腸症候群 127

第4章 腸にいい食べ物、新和食の提案

60 「食の欧米化」が日本人の腸をダメにした 130
61 『食養生』の貝原益軒に学ぶ〝腹八分目〟とオレイン酸 132
62 腸の健康のために重要な油。サラダ油の使用は少し気をつけよう 134
63 紀元前から「自然の下剤」といわれたオリーブオイルが、腸管内のすべりをよくする 135
64 腸を〝冷え〟から守ってくれる! オリーブオイルには温め効果もある 137
65 腸によく、長寿にも結びつく、地中海式食生活のすすめ 139
66 地中海式食生活はリバウンド率が低い健康的なダイエットも 141

67 「和食(家庭食)」は健康食」をさらに健康食にする地中海式和食®の提案 143
68 昭和の日本の家庭食に近い!?　地中海地域の食事を和風にアレンジ 145
69 手軽にサッと地中海式になる簡単レシピをまずは紹介 147
70 食卓に1品でも増やしてほしい地中海式和食レシピ 150

第5章 腸ストレスを解消する生活と運動の習慣

71 腸と脳は連携している。腸は第2の脳。腸の神経細胞がもつ力 156
72 腸の免疫機能低下を招く「ストレス腸」を15問のチェックリストで確認 158
73 体の健康も損なってしまう腸をむしばむ3つの悪習慣 161
74 48時間、1カ月、1年という腸のリズムを知る 162
75 起床から就寝までの腸リズムに合わせた食事の摂り方モデルケース 164
76 ササッと済ませがちなランチ時間を確保してしっかりと食べるべき 166

77 寝る3時間前には食事を済ませたい。睡眠不足は便秘を招くことも……168
78 1日の腸リズムに合った食材・栄養素……170
79 腸にも感情がある？ 現代人の多くは腸にストレスがかかっている……172
80 酸化ストレス、低体温ストレス、欠食・偏食ストレスに効く食べ物……174
81 心理的ストレス、免疫機能に効く食べ物。トリプトファンも摂取しよう……176
82 適度な運動が大腸がん予防になる。ウォーキングは腸の動きを活発に……178
83 座ってできる「腰ひねり」「座りバタ足」で腸を動かす……180
84 お腹の張りに効くマッサージ・腹式呼吸……182
85 腸ストレッチ入浴で、腸や体を温める。足湯も腸に効果的……185
86 アロマオイルを湯船に垂らして入浴。腸ストレス、停滞腸を改善……187
87 腸の健康に必要なのは腹筋。姿勢に影響のある背筋も意識……189
88 腹圧を高める呼吸法。腸を動かす腹式呼吸を習慣に……191

第6章 腸と体をいつまでも若々しく健康に

89 腸が健康な人は、生活習慣病にかかりにくい。腸ストレスとも無縁……194
90 魚の油は腸管免疫をアップさせる効果あり……196
91 検査などで見つかると驚く人が多数。大腸ポリープは必ずがんになる?……198
92 日本人にとって身近になってしまった「大腸がん」……200
93 知っていれば発症リスクはグンと減る!? 大腸がんを招く食生活……202
94 加齢とともに腸機能は低下する。ただし、実年齢=腸年齢ではない……204
95 いつまでも若々しい人は腸が健康。アンチエイジングの鍵は腸にあり……206
96 腸と体のアンチエイジングに効く食べ合わせ……208
97 不規則な食生活は腸の大敵。腸にダメージを与えるダイエットはやめよう……210
98 食事時間が不規則でも食べるべき大腸にやさしい食べ物……212
99 毎日排便があっても腸が健康なわけではない……214

100　月経前症候群（ＰＭＳ）に伴う便秘症状は、食事で解決する　216
おわりに　217
参考文献　219

装丁デザイン：別府拓（Q.design）
本文デザイン：木村勉
図版・ＤＴＰ：横内俊彦
イラスト：アライヨウコ
校正：矢島規男

第1章

腸内細菌を知って、腸内環境を整えよう

1

まずは「腸」を知ろう！腸の配置やしくみ、腸の主な役割

腸を健康に保つためには、腸自体をよく知る必要があります。腸は小腸と大腸で構成され、小腸と大腸には異なる役割があります。

次ページのイラストのように、長さ1・5～2ｍの大腸が、長さ5～7ｍの小腸を取り囲むように配置されています。小腸は十二指腸・空腸・回腸に分かれ、大腸は結腸・直腸に分かれています。さらに結腸は盲腸・上行結腸・横行結腸・下行結腸・S状結腸の5つに分かれます。

●腸の役割は消化・吸収・排泄・免疫

腸の主な役割は4つあります。①消化、②吸収、③排泄、④免疫、です。胃液で消化されてかゆ状になった食べ物は、小腸で胆汁《たんじゅう》や膵液《すいえき》などの消化液によってさらに

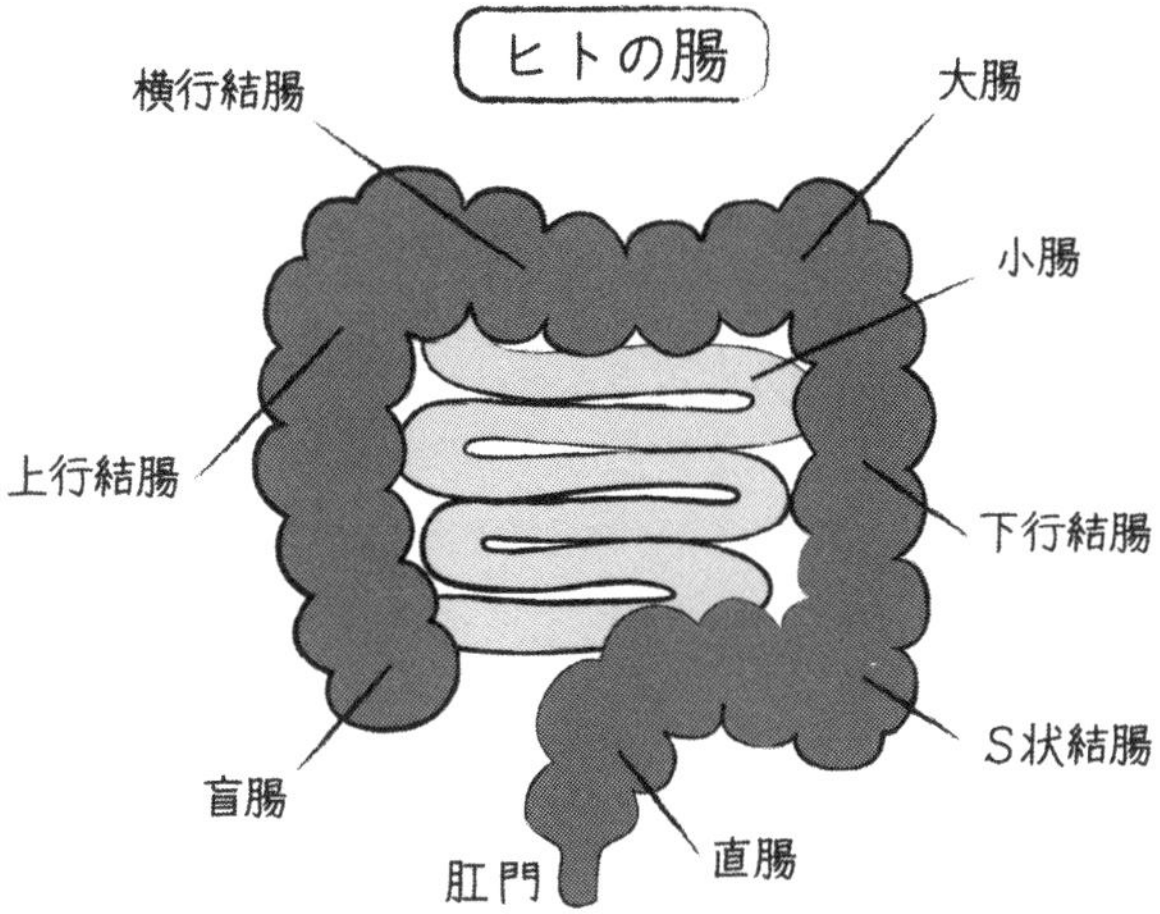

消化、分解され、吸収されます。そうして食物残渣《ざんさ》の水分の約90％も小腸で吸収されます。

小腸から大腸に運ばれた残りカス（食物残渣）は、水分を多少含んでいます。上行結腸・横行結腸・下行結腸へと進む間で水分は体内に吸収され（詳しくは59ページ）、固形の便になり、排便を待ちます。

また、小腸には全身の約60％のリンパ球が存在し、体の免疫機能の中心となっています（詳しくは195ページ）。

2 人体には毒素を輩出する機能がある。腸は最大の毒素排出機能

腸は、人体のデトックス（解毒・浄化）機能の大部分を担っています。野菜などに付いているといわれる残留農薬や汚染物質、また食品添加物など体外から侵入してくる毒素の75％は、便として排出されるのだそうです。

ちなみに残りの毒素は、20％が尿、３％が汗から排出されるといわれています。さらに残りの２％が毛髪や爪に出るといわれています。

腸がきちんと機能していない場合（例えば便秘など）、体内に毒素を溜めてしまうことになります。

また、排出されるべき老廃物が腸内に増えるため、毒素も増えてしまいます。腸の排泄機能はそのような毒素（老廃物）を体外に出し、さまざまな全身の不調を防ぐ大切な機能です。

3

腸を健康に保つために知っておくべき、「腸内フローラ」と「腸内環境」

「腸内環境」とよく言いますが、この腸内環境の構成要素は3つあります。

① 腸内フローラ（腸内細菌叢《そう》、腸内常在微生物叢ともいう）
② 腸管機能
③ 食事（食事をすることで腸にやってくる栄養分等）

みなさんご存じの「腸内フローラ」は、腸内環境のことではなく、腸内環境の中の1つの要素です。

小腸から大腸にかけて腸の壁にはたくさんの襞《ひだ》があります。襞にはおよそ1000

種類、100兆個もの細菌が棲み、フローラ（細菌叢《そう》）という群れをつくっています。腸内の細菌は、人が食べた食事の栄養分をもとに発酵して増殖します。

●腸内フローラを健やかに保つための食事

腸内フローラを良好に保つには、**食物繊維やオリゴ糖などを摂取すること**がもっとも重要です。これらは、難消化性多糖類と呼ばれ、腸内フローラのエネルギー源となります。

難消化性多糖類は、大腸内に到着すると、重要な基質（栄養分）として嫌気発酵を行います。この発酵により、腸内フローラはエネルギーを獲得します。

この大腸内発酵における代謝産物は、短鎖脂肪酸、メタン、水素ガス、アンモニアなどです。このうち、短鎖脂肪酸に含まれる「酪酸」は、近年、「天然の痩せ薬」といわれ注目を集めています。

4
大腸内で作り出される「酪酸」は、天然の「痩せ薬」といわれている

前項で触れた大腸内発酵の代謝産物である短鎖脂肪酸ですが、これは食物繊維を分解する過程で作り出されます。この短鎖脂肪酸は主に「酪酸」「プロピオン酸」「酢酸」の三種類があり、このうち「酪酸」は、大腸の腸管上皮細胞のエネルギー源で、整腸効果や腸の炎症抑制、免疫力の向上にも作用することがわかっています。

さらに近年、米国の研究により、酪酸に「肥満抑制効果」があることが明らかになりました。脂肪細胞には酪酸を感知するセンサーがあり、酪酸を感知すると、「中性脂肪の蓄えをやめる」という働きが起きるのです。この研究では、「肥満の人の腸内では、腸内細菌叢が変化し、短鎖脂肪酸を作り出す力が落ちている」ことも判明しました。

要するに、**腸内細菌および腸内環境が正常ならば、太りにくい体でいられる**のです。

5

ビフィズス菌、乳酸菌といった腸内細菌の役割と種類について

腸内細菌は腸がもつ免疫機能とも大いに関係しています。腸内細菌は食物繊維の一部（水溶性食物繊維）を短鎖脂肪酸（特に酪酸）に変え、大腸の腸管上皮細胞の1番目のエネルギー（2番目はグルタミン）とします。小腸の腸管上皮細胞ではグルタミン（詳しくは52ページ）が1番目のエネルギー（2番目が酪酸）です。腸内細菌の働きによって、外部から侵入した病原菌は腸内で増えることができず、感染防御の役割を果たすのです。

また、腸内細菌には次の3種類のものがあります。

① ビフィズス菌や乳酸菌などの善玉菌
② ウェルシュ菌などの悪玉菌

③　大腸菌などの善悪どちらにもなる日和見菌《ひよりみ》

腸では食事内容やストレスなど、ちょっとした健康状態によって善玉菌が優勢になったり、悪玉菌が優勢になったりしています。

善玉菌が優勢になると、腸のぜん動運動（食べ物を運ぶために行われる腸の動き）が活発になったり、ビタミンが合成されやすくなったり、免疫力が上がったりする可能性が高まります。悪玉菌が優勢になると、ぜん動運動が弱まるだけでなく、腸の内容物が腐敗し、毒素や発がん物質がつくられる可能性が高まります。

乳酸菌や食物繊維を多く摂り、ストレスの少ない生活で善玉菌を増やすことが、腸や体の健康に大きく影響するのです。

6

免疫器官でもある腸の腸内細菌とアレルギー症状には深い関係がある

現代の日本人の3人に1人は、花粉症やアトピー性皮膚炎などのアレルギー症状に悩んでいるといわれています。実は腸内細菌とアレルギー症状には深い関係があると判明してきています。

アレルギー症状は、私たちの体を外部の病原菌から守る免疫の働きが過敏になることで起こります。

近年、**アレルギー疾患にかかっている患者さんの多くは、症状が出る前から腸内の悪玉菌が優勢**であることがわかってきています。

一方、腸内環境において善玉菌が多い人は、アレルギー疾患にかかりにくいという報告があります。

7 腸内環境を改善するために重要なこととは

腸内細菌学の権威である、光岡知足《みつおかともたり》東京大学名誉教授は、ある研究で長寿村として知られた山梨県棡原《ゆずりはら》村（現在の上野原市棡原）のお年寄り（平均年齢82歳）を対象に、便中のビフィズス菌の量を検出しました。そして、都内の老人ホームで暮らす平均年齢78歳のお年寄りからも便中のビフィズス菌を検出したところ、この都内の老人ホームで暮らすお年寄りの約70％の人からビフィズス菌が検出されたのに対して、棡原村のお年寄りでは約80％の人からビフィズス菌が検出されました。

また、悪玉菌のウェルシュ菌は、都内の高齢者の80％以上が持っていましたが、棡原村ではなんと47％の人からしか検出されませんでした。さらに調べると、棡原村の人たちは、他の地域の2倍以上もの食物繊維を摂っていたことがわかったそうです。

これは山間部で**野菜中心の食生活を送っている**ことによるものと考えられました。

ビフィズス菌などはもちろん大事ですが、腸内環境は腸内フローラだけではよくなりません。「腸内フローラが整う」といわれるヨーグルトをいくら摂っても、それだけでは排便障害などは治りません。

「乳酸菌を摂って腸内環境を改善すれば、腸の健康が保たれる」と書かれている記事も散見されますが、これらは注意深く考えたほうがよいでしょう。

乳酸菌による腸内環境の改善はあくまで1つの要素です。腸内環境は、19ページでも触れましたが3つの要素から成り立っています。したがって食べ物の種類、自律神経や腸管神経叢、腸管のぜん動運動、腸管運動にかかわる胃・結腸反射、食物繊維の摂取量、女性では月経など、さまざまな要素が腸管運動、腸内環境改善に関与しているのです。それらの機能がきちんと起こる生活習慣も心がけていきましょう。

8
腸内を健やかにしてくれる乳酸菌の〝動物性〟と〝植物性〟の違い

前項で触れた「乳酸菌」ですが、この乳酸菌は、〝動物性〟と〝植物性〟があることが知られています。動物性乳酸菌は、ヨーグルトやチーズなどに含まれ、植物性乳酸菌は、味噌やしょうゆ、漬物、酒などに含まれています。

口から入った乳酸菌が大腸にたどり着くまでには、強酸性である胃を通らなければなりません。動物性乳酸菌は、胃の中でほとんど死滅してしまいます。一方、低栄養かつ塩分の多い過酷な環境で育った**植物性乳酸菌は、酸やアルカリ、温度変化などに強く、生きたまま大腸に到達しやすい**といわれています。

●動物性乳酸菌・植物性乳酸菌の主な働き

動物性乳酸菌は胃の中でほぼ死滅しますが、その死菌体も善玉菌のエサになります。

また、生きて大腸に届いた動物性乳酸菌は、大腸で乳酸を生産し、大腸内を弱酸性にします。植物性乳酸菌は、生きたまま胃や小腸を通り抜け、大腸で増殖し、乳酸を出して大腸内を弱酸性の環境にし、弱アルカリ性を好む悪玉菌を減らす（腸内環境を改善する）のです。

●動物性乳酸菌と植物性乳酸菌を含む食品の長所・短所

ヨーグルト、チーズなど動物性乳酸菌が含まれる乳製品は、タンパク質、カルシウム、ビタミンなどが豊富で、食塩の含有量が少ないです。ただし、動物性脂肪が多く、高カロリーなので、食べすぎると脂質代謝異常症などの生活習慣病の原因になります。

一方、植物性乳酸菌は、漬け物等に含まれていることが多いので食物繊維と一緒に摂ることができます。食塩の含有量が多い食品に含まれることが多いです。また両者とも60℃以上に加熱すると死滅してしまいます。効率よく乳酸菌を腸で働かせるために加熱しないで食べたほうがいいのです。

9

少量でも1日に必要な量の植物性乳酸菌を摂れる「ラブレ菌」

前項で、過酷な環境で育った植物性乳酸菌は生きたまま大腸に到達しやすいことを紹介しましたが、なかでも私は、京都の漬物「すぐき」から発見された「ラブレ菌」に早くから注目していました。

京都にあるルイ・パストゥール医学研究センターの故・岸田綱太郎博士は、インターフェロン（ウイルスなどの感染から体を守る働きをする体内物質）の産生能力を高める食べ物を長年研究していましたが、ある日「京都の男性は全国2位の長寿である」という新聞記事を目にしたのがきっかけで、京都人が好んで食べる漬物を徹底的に調べました。そして、1993年にすぐきの中から新しい乳酸菌の一種である「ラブレ菌」を発見したのです。

カゴメ総合研究所で、ラブレ菌が腸の中でどのように働くか調査したところ、ラブレ菌を含む植物性乳酸菌は、カゼイ菌などの動物性乳酸菌に比べ、生存率が明らかに高いことがわかりました。多くの菌は胃液などの消化液にさらされると死んでしまいますが、ラブレ菌は過酷な環境下でも生き残る「生きて腸まで届く力が強い」植物性乳酸菌なのです。

ラブレ菌は、少量でも1日に必要な植物性乳酸菌が摂れるといわれています。すぐきなら3切れ、30gほどで足ります。ラブレ菌は免疫力を高める作用をもつこともわかっています。

カプセル入りのラブレ菌を私のクリニックの便秘外来に通院している慢性便秘症の患者さん44人に4週間摂取してもらったところ、摂取前の観察期間と比較して、ラブレ菌を摂取した期間の下剤使用量が明らかに減少しました。

ラブレ菌の効果が証明されたわけですが、植物性乳酸菌を摂取することで腸内環境が改善して、便通がよくなり、下剤の使用量が減少したと考えられます。

10

善玉菌のエサになる「レジスタントスターチ」の意外な特徴

大腸内の善玉菌のエサになるといわれているのが「レジスタントスターチ」です。

このレジスタントスターチは、不溶性食物繊維に分類され、糖として消化されにくいでんぷんの一種で、小腸で吸収されず大腸まで届くため、善玉菌のエサになるのです。

他のでんぷんは、小腸で吸収され体のエネルギー源になりますが、レジスタントスターチは、大腸の善玉菌のエネルギー源になります。

白米やジャガイモに多く、加熱すると大幅に減りますが、**冷めると再び増える**という性質があります。

冷めたご飯など冷たい炭水化物に多く含まれています。

11 血糖値を上げない「オリゴ糖」は大腸に届き、腸内環境を整える

オリゴ糖は、人間の消化酵素で消化・分解されず、大腸まで届くという特性があります。オリゴ糖は大腸まで届くと、ビフィズス菌のエサになり、善玉菌を増殖させ、腸内環境を整える働きがあります。摂取の目安は1日に3～5g。オリゴ糖はネギ、タマネギ、キャベツ、ゴボウ、納豆、バナナ、リンゴなどに多く含まれています。普段の食事から日常的に摂れれば、無理なく必要量を摂ることができます。

● **オリゴ糖は血糖値を上げない**

オリゴ糖は糖なので血糖値に影響するのではないかと心配される方もいます。消化吸収性の高いオリゴ糖類は、摂ったあとに血糖値を上昇させますが、難消化性オリゴ糖は、消化酵素による消化を受けないので、**摂取後の血糖値の上昇はほとんどありま**

せん。血中インスリンの濃度にもほとんど影響を与えないのです。つまり、ラクトスクロースなどのオリゴ糖は、普通に摂っても小腸での分解・吸収はないと考えられ、インスリンをほとんど放出させない糖類なのです。

●オリゴ糖は便秘に効く

下剤のマグネシウム製剤内服中の慢性便秘症の患者さん29人に、オリゴ糖（乳糖果糖オリゴ糖6・2g）を1日2回、継続的に摂取していただいた結果、マグネシウム製剤の服用量の減量に成功しました。

便秘になると、つい下剤に頼ってしまう慢性便秘症の人が増えています（108ページ）。排便困難感を伴う慢性便秘症の患者さんにオリゴ糖を連日摂取していただき、下剤服用量・回数が減少したことは、**オリゴ糖による腸内環境改善の働きが有効に作用**したものと考えられます。

12 便秘や肥満を改善させる重要な〝食物繊維〟の4つの働きとは

食物繊維の摂取は、便秘の改善、肥満、メタボリックシンドローム対策などに有効です。食物繊維とは、「消化吸収されない食物成分」のことです。1日25g以上の摂取が推奨されている、腸の健康を保つためには欠かせない必須栄養素です。大腸がんのリスクを下げることでも知られています。

●食物繊維の4つの働き

食物繊維には次の4つの働きがあります。

① 保水性（水を含むという性質）

② 粘性（水に溶けるとねっとりしたゲル状になる性質）

③　吸着性
④　発酵性

②の粘性は、レンコンなどに含まれるペクチンという食物繊維やこんにゃくなどに含まれるグルコマンナンがこの性質を持ち、血糖値の上昇を抑えたり、血中コレステロールを下げたりする効果があります。
③の吸着性は、コレステロールや胆汁酸、食物の有害物質を（食物繊維に）吸着させて、便として排泄させます。
④の発酵性は、食物繊維の一部が大腸に棲む善玉菌などによって成分を分解し、短鎖脂肪酸となります。

13

消化吸収されない食物繊維は“水溶性”と“不溶性”の2種類

2種類のうち大切な食物繊維は“水溶性”食物繊維です。水に溶けやすく、腸内で水分を含んで膨らみます。便が軟らかくなり、便の嵩《かさ》を増す効果があります。また水に溶けると、ねっとりとしたゲル状になり、腸内をゆっくり移動し、腸壁を刺激してぜん動運動を促します。水溶性食物繊維が多く含まれる食材として、昆布やワカメなどの海藻類や、リンゴやバナナなどのペクチンが多い熟した果実が代表的です。

●「不溶性」対「水溶性」を「2対1」で摂る

不溶性食物繊維は水に溶けにくい性質を持ちます。おからなどが代表的な食品です。**食物繊維を摂る場合、不溶性と水溶性を「2対1」で摂る**のがポイントです。「食物繊維といえばサラダ」というイメージが強くありますが、サラダを積極的に摂っていても、不溶性食物繊維が主体の食材ばかり食べているケースが多いものです。不溶性食物繊維だけだと、便が硬くなったり、お腹の張りが強くなったりします。

「2対1」という割合は、慢性便秘症の患者さんに私が実施した研究結果に基づいています。水溶性食物繊維の一種である「ポリデキストロース」を含む飲料を摂取してもらい、もっとも良好な結果が得られたのが、不溶性14g：水溶性7gの割合でした。

●不溶性食物繊維の摂りすぎに注意

食物繊維は摂り方によっては便秘を悪化させます。豆やカボチャ、ゴボウ、根菜、キノコ、玄米などに含まれる不溶性食物繊維は水分を吸収して膨らみ、便の嵩を増やして便秘解消に役立ちます。しかし、不溶性食物繊維がうまく働くには水分が不可欠です。適切な水分を摂らずに大量の不溶性食物繊維を摂ると、便が硬くなり、便秘が悪化することがあるのです。また、腸の働きが低下している慢性便秘の方が玄米を毎日食べていると、消化しづらいため、腸が詰まり、状態が悪くなることもあります。

14

食物繊維を摂取するときに知っておきたい"FGI値"

普段の食物繊維摂取量を増やすために、ぜひ参考にしてもらいたいのが、私が考案した「ファイバー・G・インデックス値」(以下FGI値)です。

FGI値は、食品の栄養価のうち、ほぼ糖質ととらえてよい「利用可能炭水化物(単糖当量)」を、食物繊維の総量で割った数値です。このFGI値が大きいほど、「糖質が多くて食物繊維が少ない」ということになります。すなわち、血糖値が上がりやすい(血糖値調整ホルモン、インスリンを大量分泌させやすい)食品であり、脂肪を蓄積しやすい食品であるともいえます。

一方で、FGI値が小さいほど、「糖質が少なく食物繊維量が多い」、すなわち、血糖値が上がりにくく、便秘になりにくい食品となるのです。

また、多忙で不規則な生活になりやすい現代人の腸には、日常的にストレスがかかっています。これを私は「腸ストレス」と呼んでいますが、腸ストレスを放置すると、やがて腸が炎症を起こし、「停滞腸」（56ページ以降で紹介）の要因となります。FGI値が小さい食品を選んで摂ると、この腸ストレスを減らすこともできます。

FGI値を参考にして、便秘を防ぎながら腸ストレスも撃退し、元気な腸を取り戻しましょう。

※次ページのFGI値一覧表のFGI値の参考基準＝FGI値が19以下↓血糖値が上がりにくく、便秘になりにくい（おすすめの食材）、FGI値が20〜50↓（多少気をつける食材）、FGI値が51以上↓血糖値が上がりやすく便秘になりやすい（覚悟して食べる食材）

kcal値、g数は、100gあたりの数値、小数点二位以下は四捨五入

	食品	エネルギー（kcal）	利用可能炭水化物（単糖当量g）	FGI値	総食物繊維（g）
野菜類	トマト	20	3.1	**3.1**	1.0
	なす（ゆで）	17	2.3	**1.1**	2.1
	ブロッコリー（ゆで）	30	1.3	**0.3**	4.3
	ほうれんそう（ゆで）	23	0.4	**0.1**	3.6
	大豆もやし（ゆで）	27	0.5	**0.2**	2.2
	レタス	11	1.7	**1.5**	1.1
	サラダ菜	10	0.7	**0.4**	1.8
	れんこん（ゆで）	66	13.9	**6.6**	2.3
果物類	アボカド	176	0.8	**0.1**	5.6
	いちご	31	6.1	**4.4**	1.4
	柿	63	13.3	**8.3**	1.6
	オレンジ（ネーブル）	48	8.3	**8.3**	1.0
	グレープフルーツ	40	7.5	**12.5**	0.6
	レモン	43	2.6	**0.5**	4.9
	キウイフルーツ	51	9.6	**3.7**	2.6
	梨	38	8.3	**9.2**	0.9
	パイナップル	54	12.6	**10.5**	1.2
	バナナ	90	19.4	**17.6**	1.1
	ぶどう	58	14.4	**28.8**	0.5
	メロン	40	9.6	**19.2**	0.5
	桃	38	8.4	**6.5**	1.3
	りんご	53	12.4	**8.9**	1.4
きのこ類	えのきたけ	34	1.0	**0.3**	3.9
	しいたけ	25	0.7	**0.1**	4.9
	ぶなしめじ	26	1.4	**0.5**	3.0
	マッシュルーム（ゆで）	20	0.2	**0.1**	3.3

※上記数値は『八訂食品標準成分表2023』（女子栄養大学出版部）より

FGI(ファイバー・G・インデックス)値一覧

食品		エネルギー (kcal)	利用可能炭水化物 (単糖当量g)	FGI値	総食物繊維 (g)
穀類	食パン	248	48.2	11.5	4.2
	うどん(ゆで)	95	21.4	16.5	1.3
	そうめん(ゆで)	114	25.6	28.5	0.9
	スパゲッティ(ゆで)	150	31.3	10.4	3.0
	玄米(ごはん)	152	35.1	25.1	1.4
	ビーフン	360	79.9	88.8	0.9
	もち	223	50.0	100	0.5
	そば(ゆで)	130	27.0	9.3	2.9
いも類	さつまいも(蒸し)	129	31.1	8.2	3.8
	じゃがいも(水煮)	71	16.0	5.2	3.1
豆類	えんどう豆(ゆで)	129	18.8	2.4	7.7
	大豆(ゆで)	163	1.6	0.2	8.5
	アーモンド(いり)	608	5.9	0.5	11.0
	落花生(いり)	613	10.8	0.9	11.4
野菜類	アスパラガス (ゆで)	25	2.3	1.1	2.1
	オクラ(ゆで)	29	2.1	0.4	5.2
	かぼちゃ(ゆで)	50	9.9	2.8	3.6
	キャベツ	21	3.5	1.9	1.8
	きゅうり	13	2.0	1.8	1.1
	クレソン	13	0.5	0.2	2.5
	ごぼう(ゆで)	50	0.9	0.1	6.1
	小松菜(ゆで)	14	0.3	0.1	2.4
	しゅんぎく (ゆで)	25	0.4	0.1	3.7
	セロリ	12	1.4	0.9	1.5
	大根(皮なし・生)	15	2.9	2.2	1.3
	玉ねぎ	33	7.0	4.7	1.5
	チンゲンサイ(ゆで)	11	0.5	0.3	1.5

15

食物繊維の1日の推奨摂取量は20g。3食に分けたりと食べ方に工夫を

厚生労働省『日本人の食事摂取基準』によると、食物繊維の摂取基準は18～69歳男性で20g、女性18g以上です。1日3食の場合、単純に割ると1食あたり約7gの食物繊維摂取が必要となります。

主菜、副菜、主食それぞれの食物繊維が2～3g以上になる料理を組み合わせるといいでしょう。

また、大麦ごはん、ソバ、ライ麦パンなどを主食にするなどの工夫をしたり、根菜類、豆類、海藻類のおかずや汁物を取り入れたりすれば、1日20g以上の十分な食物繊維が摂取できると思います。

16

食物繊維量アップにおすすめの「もち麦ごはん」でスムーズな便通を

もち麦を1合、米を2合炊いた「もち麦ごはん」を1日2回（1回に1〜2膳）摂取した人の中で、排便状況が改善した慢性便秘症患者が多数確認できました。もち麦には、水溶性食物繊維の一種であるβ-グルカンが豊富に含まれているのです。米1合にもち麦50gを入れて炊くという方法でもいいです。β-グルカンには、血糖値上昇抑制作用や腸管免疫活性化作用もあります。

もち麦以外に、スーパー大麦もおすすめの食材です。スーパー大麦とは、大麦品種「バリーマックス」のことです。もち麦と同様にβ-グルカンが多く含まれています。

17

食べる順番も含め食物繊維を意識した食べ方は〝痩せる食べ方〟

野菜などの**食物繊維を多く含む食材は、食事の最初に**食べましょう。食物繊維には、肉などに含まれる動物性脂肪などを吸着して体外に排出する作用があります。先に食べることで、あとから入る肉などの脂肪を包み、体内に吸着することを防ぎます。

スローエイジング的な理想的な順番は、サラダやおひたし、煮物などを先に食べ、次に肉や魚のメインディッシュ、最後にごはんを味わいます。イタリア料理（地中海型食生活）などのランチコースの順番が理想的です。

●7・5gの食物繊維で中性脂肪が減る

通常の食事に食物繊維を7・5g加えると中性脂肪が減ります。これは私が実施した血液中の中性脂肪の値が150㎎／dℓ以上（正常域は150㎎／dℓまで）の方16人への試験によって明らかになりました。

食物繊維7・5gとは、身近な食材ではライ麦パン1食分（薄切り2枚60g）、リンゴ1個（300g）で4・5gほどあります。

忙しい人などは市販のファイバー（食物繊維）入り飲料で補うなどの工夫で、食事に食物繊維を加えることができるでしょう。

このように、賢く食物繊維を摂取することで、それほど無理なく脂肪を増やさない痩せる食べ方ができます。

第2章

腸機能を高め、不調を克服しよう

18

腸内細菌だけではない！
「腸管バリア」機能が健康を左右する

第1章で紹介した「腸内フローラ」が整い、腸内細菌の状態がよければ腸の機能がしっかり働くかというと、それだけではありません。腸内細菌が最高の働きを発揮するには、**「腸管バリア（腸の内部に備わった4重構造）」の状態が影響**するからです。

腸は、栄養や水分を吸収し、老廃物を便として排泄する器官です。そして、食事と一緒に入ってくるウイルスや細菌などの病原体にさらされる器官でもあり、腸の内部（腸管）には厳重なガードシステム「腸管バリア」が備わっています。

その構造は、内側から順番に、

①常在菌（腸内細菌叢）

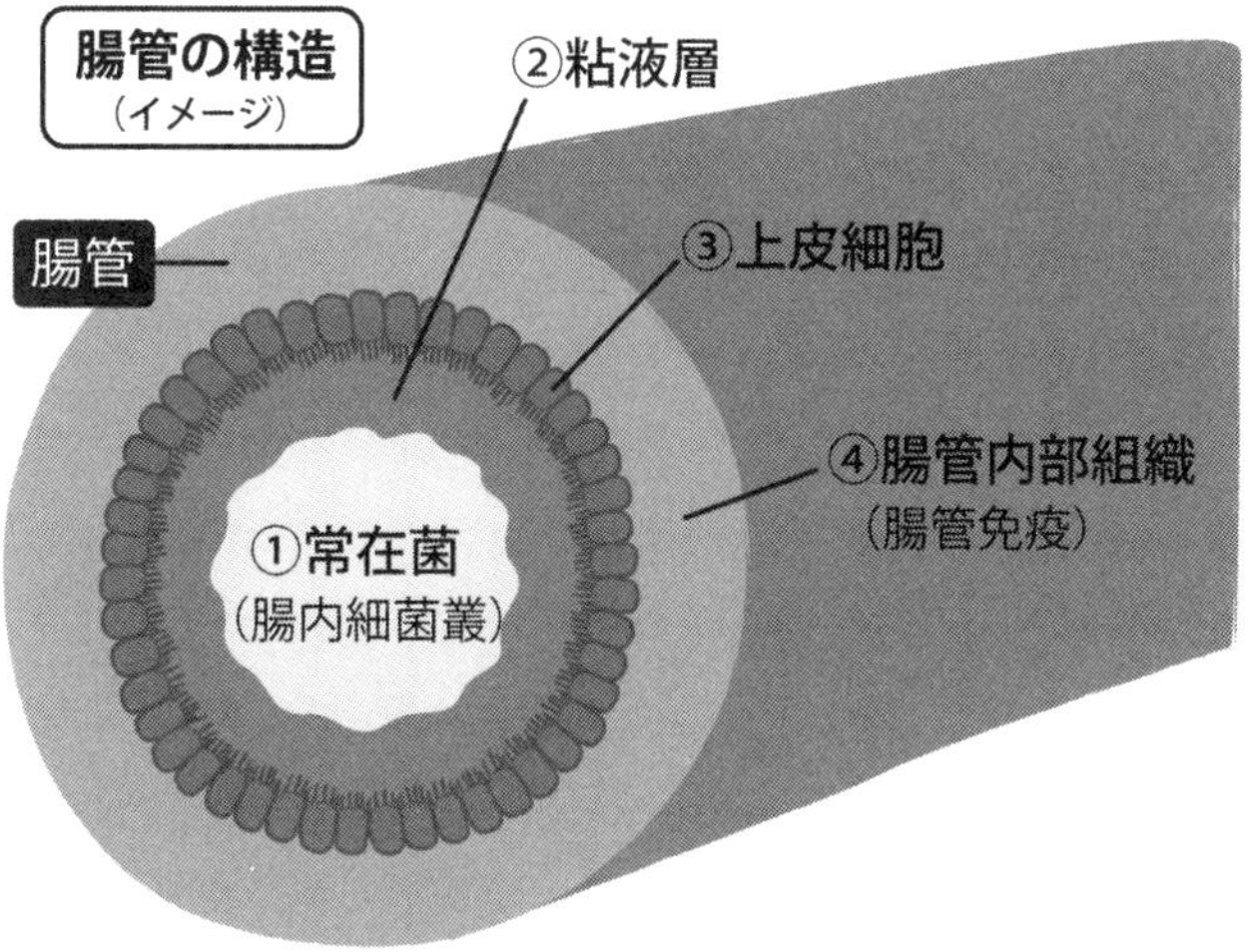

②　粘液層
③　上皮細胞
④　腸管内部組織（腸管免疫）

となっています。

栄養バランスの悪い食事内容やストレス、生活習慣、加齢などによって腸管バリア機能は低下します。機能に異常があると、食事で摂取した栄養を十分に活かせなくなってしまいます。

食事内容や生活習慣などに気をつけ、日頃から腸をいたわることが大切です。

19

腸管バリアの機能が低下する要因は、エネルギー密度の高い食事!?

腸内細菌の働きを支え、病気だけでなく肥満の予防にも関係している腸管バリア機能ですが、「一生懸命に腸活しても便通が改善しない」「ダイエットをしてもやせない」という人は、腸管バリア機能に問題があるのかもしれません。

腸管バリア機能が低下する要因として、「高脂肪・高糖質など〝エネルギー密度の高い食事〟」が挙げられます。マウスによる実験では、「高脂肪・高糖質」のエサをとり続けたマウスは、体脂肪が増えただけでなく、「腸内細菌の構成が肥満型に変化」し、加えて体内で炎症が引き起こされていたことがわかりました。炎症を起こしたマウスの血液中では、本来は腸内にあり、血液中に増えると「食欲を増進」させて激しい炎症を引き起こす肥満誘発物質の「LPS」の増加も確認されています。

さらに、腸管の上皮細胞同士の結合がゆるんでしまう「腸管透過性亢進」を起こす

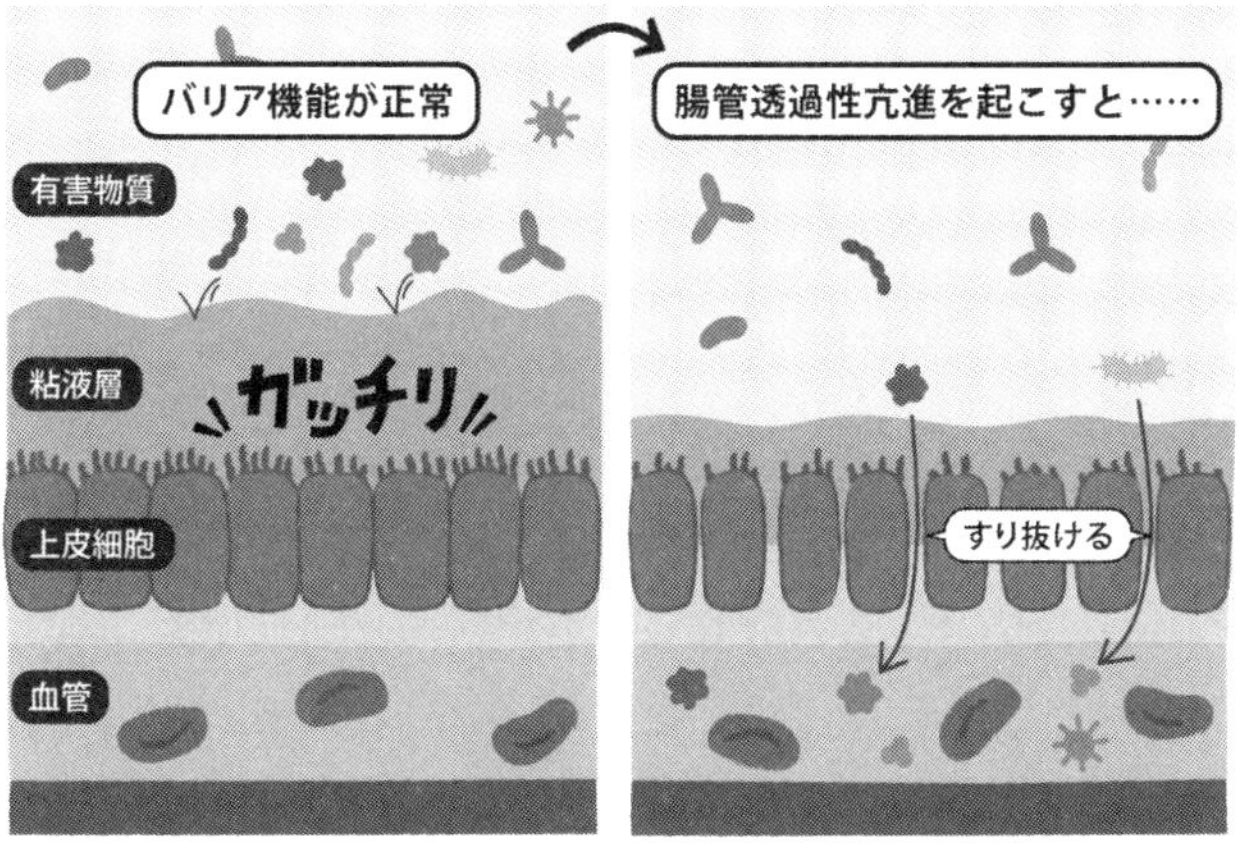

腸管透過性亢進を起こすと、上皮細胞間にすき間ができて、細菌や有害物質が血中に流入し、排便障害の悪化や内臓脂肪の増加、免疫力の低下につながります。

と、排便力や短鎖脂肪酸の産生量、免疫力などが低下し、結果として肥満やさまざまな病気を引き起こしてしまいます。

腸管バリア機能を強化するためには、「腸管上皮細胞のエネルギー源（次の項で紹介）」や「腸管上皮細胞同士の結合を引き締める成分（乳酸菌、亜鉛）」は不足していないか、「悪玉菌を増やす食品をとり続けていないか」など「食事」と「生活習慣」の見直しが必要です。

20
生卵で腸管バリアの強化に必要な栄養素の「グルタミン」を補給！

腸管バリアを強化するために最も意識して摂りたい栄養素が「グルタミン」です。

グルタミンはタンパク質を構成するアミノ酸の一種で、生卵や発芽大麦などに多く含まれます。食事で摂取したグルタミンは、腸以外で利用されることはあまりありません。その分、小腸の腸管上皮細胞において最大、大腸の腸管上皮細胞では2番目に重要なエネルギー源となります（1番目は短鎖脂肪酸の酪酸）。

また、腸管内に集まるリンパ球などの免疫細胞の栄養分にもなり、免疫細胞の発育と増殖を促します。そのため、長期間に渡りグルタミンの供給が断たれると、小腸の腸管上皮細胞が萎縮し、細胞表面にある「絨毛《じゅうもう》（栄養を効率的に吸収する突起状の器官）」の長さが短くなってしまいます。それにつれて腸管バリア機能は低下し、全身の免疫力も衰えます。グルタミンは、以前は体内で合成できる非必須アミノ酸とされ、食事からの摂取が必ずしも必要ではない成分と考えられていました。しかし最近、「ある種の条件下では、体内での合成が不足する〝必須アミノ酸〟となる」ことが解明されました。グルタミンが不足する条件とは主に、

①感染病による発熱
②無理なダイエットによる栄養不足
③がんなどの重い病気
④外傷・手術後など体にストレスがかかっているとき
⑤マラソンなどの過度な運動後

この5つに心当たりがある場合は、意識してグルタミンを摂取しましょう。

また、グルタミンに似た名前のグルタミン酸（出汁《だし》のうまみ成分。グルタミンとは別物）があります。グルタミンを含む食材と、グルタミン酸を含む出汁を一緒に摂ると、腸管の働きをより高めることができます。

21

すごい力を秘めた「グルタミン」。摂取の仕方にちょっとだけ注意を

アミノ酸の一種であるグルタミンは、体内の筋肉から供給されています。ダイエットなどで食事量を極端に減らし、タンパク質の摂取量が減少すると、それに伴って筋肉量も減少するので、グルタミンの供給量が不足してしまいます。その結果、リンパ球がうまく働かずに免疫力が低下し、感染症などにかかりやすくなる可能性があるのです。

●オックスフォード大学が認めたグルタミンの力

1985年、オックスフォード大学のエリック・ニュースホルム博士が、体内のグルタミンの量が減少すると、リンパ球や貪食細胞などの免疫を担う細胞の機能が低下すること、反対にグルタミンの量が増えると、免疫機能が高まることを発見しました。

さらに、1990年代に入ると、グルタミンの投与によってリンパ節の細菌が減少し、IgA抗体という粘膜のバリアとして働く物質が増加することがわかっています。

●グルタミンを豊富に含む食材

グルタミンは生魚（刺身）、生肉（タルタルステーキ）、生卵、発芽大麦などの生のタンパク質に多く含まれています。また、40℃以上の熱が加わると成分が変性してしまいます。**生か生に近い状態で摂るとよい**でしょう。

グルタミンは体内で合成されますが、手術などで絶食になったり、風邪をひいたり、ダイエットをしたり、激しいストレスにさらされたりすると大量に消費されます。こうしてグルタミンが不足すると、免疫力が低下してしまうのです。

日本では昔から風邪をひいたときに卵酒がよいといわれていますが、これはグルタミンを補給し、免疫機能を高めるための先人の知恵といえるでしょう。

22

肌荒れ、体臭、だるさ、お腹の張り……、不調を作り出す「停滞腸」

機能が低下した大腸の状態を私は「停滞腸」と呼んでいます。その大腸を大腸内視鏡で診ると、健康な腸のように脈打たず、働きが鈍かったり、動きがほとんど止まっていたりします。排泄する力が弱まり、大腸内に老廃物が溜まりやすくなります。

停滞腸でお腹に張りを覚え、下腹部がポッコリ出ている場合、多い人で2〜3ℓものガスが溜まっていると考えられます。腸の不快感だけでなく胸やけやげっぷ、吐き気、痛みなど胃の不調も生じさせます。加えて、老廃物が有害物質を発生させ、血液を介して全身をまわっていくと、肌荒れが出て、口臭・体臭が強くなります。頭痛、肩こり、むくみ、疲れやすさ、だるさなど、さまざまな症状も招きます。新陳代謝の低下から脂肪が燃焼しにくくなり、太りやすくなるケースもあります。

23

恐ろしい病気の引き金にもなる「停滞腸」のチェックをしてみよう

停滞腸は、便秘症予備軍の証であるだけでなく、大腸がんをはじめ、恐ろしい腸の病気の引き金にもなります。次のチェックリストで、あなたの状態をチェックしてみてください。

停滞腸チェックリスト

① 野菜はあまり食べない
② 果物はあまり食べない
③ 外食が多い
④ 水分の摂取量が少なめである
⑤ 1日3食食べないことがよくある

⑥食後、下腹部がポッコリと出やすい
⑦むくみやすい
⑧冷え性である
⑨真冬になるとお腹の症状が悪化する
⑩それほど飲み食いしているわけではないのに、なぜか痩せない
⑪ダイエットをしているのに下腹だけポッコリと出ている
⑫なんとなく、いつもお腹がすっきりしないし、体も重く感じる
⑬便が出たあとも爽快感がない
⑭あまり体を動かさない
⑮最近ストレスを感じることが多い

4〜5項目当てはまる…軽度の停滞腸
6〜8項目当てはまる…中程度の停滞腸で注意が必要
9項目以上当てはまる…重度の停滞腸

24 飲んだ水の2%しか大腸に行かない!? 「腸の砂漠化」に気をつけよう

腸のために食事や生活習慣に気をつけている人でも、意外と見落としがちなのが水分の摂取です。多くの人は、飲んだ水のほとんどは大腸へ移動して、便をやわらかくしてくれると思い込んでいますが、**実際に便に行くのは飲んだ水のたった2%**です。2ℓの水を飲んでも、たった40mℓしか便には送られないのです。

本来、大腸の中はたっぷり水分を含んだ「泥状」の食物残渣が多くあります。しかし、水分の摂取量が少なかったり、汗の量が多かったり、食物繊維の摂取量が少なかったりすると、大腸内の水分が減少します。すると泥状であった残渣が固形化し、大腸の中にはびこります。このように残渣が停滞しやすくなった状態を、私は「腸の砂漠化」と呼んでいます。

腸が砂漠化すると便秘が慢性化し、腸の働き自体が衰える「停滞腸」になります。そして排出されない老廃物が有害物質を発生させ、それらが全身をめぐり、不調や病気を引き起こします。お腹の中には常に2～3ℓのガスがたまっている状態となり、腹部の強い不快感が脳神経に伝わり、うつうつとした気持ちを引き起こしてしまうこともあります。

腸の砂漠化は、季節を問わず注意が必要です。夏場は発汗が多くなり、「夏便秘」が増えます。冬は水分の摂取量自体が減りやすく、冷えも影響して停滞腸が発生しやすくなります。季節の変わり目やエアコンが稼働する時期には、10℃以上の気温の変化や室内と室外の温度差によって、腸の調子が崩れやすくなります。

腸の砂漠化を予防するには、少なくとも1日2ℓ以上の水分を摂るようにしましょう。コップ1杯程度ずつ、分割して飲むのがコツです。

25

夏の水分補給に大切なこと。水分摂取の目安とは

前項で、腸の砂漠化は季節を問わず注意が必要と述べましたが、やはり昨今の夏は腸の状態に限らず、熱中症予防等も含め水分補給をしっかり意識するべきです。

食べ物や飲み物から1日に摂取できる水分量は、1日当たり1・5〜2ℓといわれています。

加えて、唾液1・5ℓ、胃液2ℓ、膵液《すいえき》1・5ℓ、胆汁0・5ℓ、腸から分泌される腸液が1・5ℓで、消化管に入ってくる水分は合計9ℓ。

一方、小腸・大腸から体内に吸収されるのは8・9ℓ。残りのたった0・1ℓが便に吸収されます。

摂取する水分が少ないと、その分だけ便が硬くなるのです。夏は特に注意が必要

です。

●夏の水分摂取量の目安

水分の摂取量の目安は、1日当たり2ℓ以上です。通常は1・5ℓほどといわれていますが、夏場の腸の健康のためには多め摂るべきです。あまり気にされていない方もいるかもしれませんが、汗で水分が失われる夏に便秘が悪化する人は多いのです。

●冬の水分摂取で気をつけること

寒いと水分摂取量自体が減る傾向にあります。すると大腸に行く水分が不足しがちになります。基本は水をおすすめします。温かいコーヒーやお茶はカフェインが含まれ、利尿作用が働いてしまいます。

26 水分摂取の際に腸にいい水は「硬水」。イオン飲料は下痢のときに飲もう

便秘の解消には、マグネシウム含有量の多い「硬水」がおすすめです。国産の海洋深層水や「コントレックス」のような外国のミネラルウォーターでよく見られます。ただし、硬水の中にはナトリウム含有量の多いものがありますので、これは避けてください。

ちなみに、水道水など日本の水は、ほとんどが軟水です。飲みやすく、肌や髪にも優しい水と言われています。お腹にも優しい水で、下痢の場合は飲んでも差し支えないでしょう。

● **イオン飲料は下痢などのときの水分補給におすすめ**

数年前から、塩分と糖分をバランスよく補給できる「経口保水イオン飲料」が販売

されています。下痢などで水分が失われた際の水分補給として、電解質（特に塩分）、糖分を補給することが大事といわれていますので、利用するとよいでしょう。

一方、スポーツ飲料にも塩分と糖分は含まれています。

しかし、スポーツ飲料はナトリウム濃度が低い一方で糖分が多いので、中程度以上の脱水に単独で用いると、かえって下痢の症状を悪化させることがあります。

下痢や便秘の症状がある場合、こうした飲料の摂取については医師に相談しましょう。

27
夏にこそ気をつけたいのが「冷え」。免疫機能や代謝が落ちる

実は、夏にこそ気をつけたいのが「冷え」です。冷えとは、そもそも東洋医学の概念。漢方医学の教科書によれば、冷えとは「体の特定部位のみを特に冷たく感じ、耐えがたい場合」「外界からの寒冷刺激による急激な温度変化により、冷えが症状として発現すること」とされています。

西洋医学の文脈では、血行不良によって起こる症状が冷えです。血行不良になると、栄養・酸素が細胞に行き届かず、細胞の活性度が低下し、体温低下を招きます。結果、体の免疫反応や代謝が落ちると考えられているのです。

西洋医学には、「冷えは重要な内臓器を守るための防御反応の1つ」という説もあります。寒冷刺激を受けると手や足などの末梢部の動脈が収縮し、冷たい感覚、すな

わち冷えが生じます。これによって人体は熱の放出を防ぎ、深部体温が低下することを防ごうとしているというのです。さまざまな生体活動に必要な酵素がもっとも活発に働く体内環境は37・2℃といわれており、この温度が安定するように深部体温を維持することは、生命活動にとって非常に重要です。冷えは正常な生体の防御反応ともいえるのです。

健康な人は、一時的に体が冷えても暖かい部屋に入ったり、衣類を着用したりして体が温まれば冷えが改消します。この体温調節機能は、自律神経によってコントロールされています。しかし、冷えに慢性的にさらされると、自律神経が乱れ、さまざまな症状が現れます。交感神経が強く働きすぎ、心拍数が増加し、動悸や息切れが起こります。末梢の血管が収縮して血圧が上がり、頭痛や不眠を引き起こします。逆に副交感神経が強く働くと、末梢の血管が拡張し、血圧が低くなって、めまいや疲労感が強く現れることがあります。

28

「冷え」やすい人の特徴。その要因とは

背が高く、手足が細く長い女性は冷えやすいです。その要因は、

① 筋肉の量が少ないことや運動不足などで、基礎代謝が低く、消費するエネルギー量が少ない
② 体の表面積が比較的大きい
③ 断熱材の役割をもつ皮下脂肪が少なく、放散する熱量が多い

このような特徴をもつ女性は冷えやすいといえます。背が高くて手足が細く長い、モデルのような体型の女性です。また、女性全般として、月経前の黄体期には末端部が冷えやすくなります。

さらに、更年期になるとホルモンバランスの乱れ、筋力の衰えと基礎代謝の低下によって冷え性になりやすくなります。

29
外と室内の急激な寒暖差が腸を冷やす、気温差10℃の法則

外気温が高い夏は、エアコンの効いた室内などとの気温差が大きくなるため、特に冷えに注意が必要です。

私が命名した「気温差10℃の法則」という考え方があります。

例えば、38℃の猛暑日に冷房を28℃で設定します。すると、外気との気温差は10℃になります。このようなとき、**外と室内との急激な寒暖差で腸を冷やしてしまうことになる**のです。それによって便秘の悪化や、腸の運動が低下した「停滞腸」に陥る方が多いのです。

寒暖の変化は身体的ストレスであり、体や腸を冷やすことで停滞腸や便秘につながってしまうのです。

30 夏場にお腹を冷やさないようにする冷たい食べ物

アイスクリームやかき氷、清涼飲料水などの冷たい食べ物、飲み物を猛暑の日に摂ると、お腹は冷えます。体感的な暑さは一時的に和らぐかもしれませんが、大腸の働きの低下・悪化の原因となってしまいます。

また、冷たいものを食べることによる腸の冷えよりも深刻なのは、前項でも触れた外と室内の寒暖差です。気温差が激しくなればなるほど体にストレスがかかり、体そのものと大腸が冷えてしまいます。

●冷たい食べ物を選ぶなら「漬け物」がおすすめ

夏場はついつい冷たい食べ物を選びがちですが、冷たい食べ物は腸を冷やし、便秘をはじめさまざまな不調の原因になります。

たとえば豆腐は、栄養価が高い健康食品ですが、あまり冷たい冷や奴は腸のためにはNGです。ぬか漬けやキムチなどの発酵食品と一緒に摂りましょう。発酵食品には植物性乳酸菌が豊富に含まれています。生きたまま腸に届き、腸内を弱酸性の環境に保ち、善玉菌を増やします。

●ぬか漬けと塩漬け

ぬか漬け、塩漬けはどちらも植物性乳酸菌が含まれているので、便秘解消に効果的です。積極的に摂るようにしましょう。

ただし、塩漬けでも一夜漬けの場合は例外です。一夜漬けは発酵食品ではないので、便秘解消の効果は期待できません。

31 冷えを改善し、腸の動きをよくする「微温湯浣腸」

「微温湯浣腸」は、大腸内視鏡検査の前処置として行われます。洗浄液服用後、検査の直前に微温湯である約40～41℃前後の、いわゆる人肌の温度のぬるま湯800～1200㎖による浣腸を行うのです。温め効果により冷えが改善され、腸が弛緩します。その結果、内視鏡を腸の奥に挿入しやすくなります。

患者さんによれば、これを行うと冷えたお腹がぬくもって気持ちがいいそうです。「便秘がよくなった」「腸の状態がよくなった」という患者さんが多い一方、設備や手間の都合上、一般の病院ではほとんど行われていません。

32

冷え性の便秘や停滞腸には「ミント温罨法《おんあんぽう》」で温めることがおすすめ

外科などの術後ケアとして、ごく最近まで実施されていた「ミント温罨法」は冷えが強い人におすすめです。ミント油入りのお湯をつけたタオルを貼付することで排便が促されます。

ミント油に含まれるペパーミントは、お腹のガスを排出させ、腸によいさまざまな働きがあります。また、ペパーミントの温熱刺激は体とともに腸も温めます。

ミント油は薬局で購入できますし、アロマテラピーに使う精油のミントでも同様の効果を得られます。この場合、同量のお湯に2〜3滴垂らして使います。

ミント温罨法のやり方

① 湿布を作る→沸騰させた湯2リットルにミント油（またはハッカ油）1㎖を入れ

てよく混ぜる

②フェイスタオルの3つ折りを3枚重ね、①に浸ける

③②のタオルをゆるめに搾り、ナイロン布またはビニール袋で包み込む。これを2個作る

④③を乾いたタオルでくるむと湿布の完成

⑤出来上がった④を腰背部に当てる。さらにバスタオルで腰背部から腹部までを包み、ふとんや毛布で必要に応じて保温する

33 腸管の働きをよくするといわれる「マグネシウム」

体内に含まれるミネラルの「マグネシウム」は、腸管の働きをよくする作用があります。

また、体温や血圧を調節したり、筋肉の緊張をゆるめ、細胞のエネルギー蓄積・消費を助けるなど、生命活動を維持する酵素として人体において300以上の働きを担っています。

酸化マグネシウムを摂取し、腸管に入ると、40～60％は吸収されずに残ります。この残ったマグネシウムは、大腸が水分を吸収するのを防ぐため、腸の水分が普段より多くなり、便の水分が多くなって便が軟らかくなるのです。

マグネシウムと便秘の関係

マグネシウムには、便を軟らかくするだけでなく、お腹の中に溜まった残便を排出する効果があります。ただし、過敏性腸症候群の人が過剰に摂った場合、かえって症状が悪化することもあるので注意が必要です。

また、マグネシウムには体内酵素の働きを助け、基礎代謝を促進させたり、カルシウムを効率よく体内に吸収させたりする効果もあります。カルシウムと一緒に摂取する場合は、カルシウム2に対して、マグネシウム1の割合が理想的です。

34 食生活の変化で現代日本人は深刻なマグネシウム不足に陥っている

ひじき、昆布、落花生、玄米、大麦、納豆、カキ、カツオ、ホウレンソウ、干し柿、サツマイモなどが、マグネシウムを豊富に含む食品です。昭和の前半まではこうした食材が日本食に多く使われていましたが、現在では食生活の偏りから日本人のマグネシウム摂取量が不足しています。

厚生労働省が推奨している食事1回のマグネシウム摂取量は320㎎。1日当たり700㎎が上限とされています。現在の日本人（30～40歳男性）の平均的1日摂取量は250㎎といわれており、慢性的に不足している状況です。

●マグネシウムが不足するとメタボや糖尿病の原因に

メタボリックシンドローム（内臓脂肪症候群）は、食習慣の欧米化と、それによるマグネシウム摂取量の減少による可能性が指摘されています。大麦、雑穀などの穀物消費量が減少したことが、日本人のマグネシウム摂取量減少の一因であるといわれています。

また、脂肪分、特に不飽和脂肪酸を過剰に摂ると、脂肪に対して食事中のマグネシウムの一部が鹸化《けんか》（反応）を起こし、脂肪が吸収されにくくなります。つまり、過剰な脂肪食によって、マグネシウム不足が助長されるのです。

酸化マグネシウムは、腎障害があると、腎臓でマグネシウムの排泄があまりできず、血中のマグネシウム濃度が上昇することがあります。年に2～3回程度、血中マグネシウム濃度、血中クレアチニン値（腎機能）などをチェックして、マグネシウム濃度が上昇していないことを確認しましょう。

第3章

排便の悩みを解消しよう

35

排便のメカニズムを知ると、便通の感覚がわかる

便秘（または下痢）でつらい思いをされている人が多くいます。ここからはその排便について紹介していきたいと思います。

大腸には、便をつくり、不要なものを体の外へ排泄する働きがあります。大腸の排便の動きを知ると、便通の感覚も少なからずわかると思います。

まず、大腸において排便には3つの段階があります。17ページの腸の仕組み図も見ていただくと、この3段階の動きがわかりやすいかと思います。

第1段階：胃に食べ物が入ると、胃・結腸反射（十二指腸や小腸、大腸が肛門へと食べ物を進める動き）が起こります。次に下行結腸からS状結腸にかけて、強い収縮運動である大ぜん動が起こります。大ぜん動により、結腸

に溜まっていた便は直腸内に移行します。

第2段階：直腸に便が入り込むと、便意が起こります。便が直腸の壁を膨らませ、それによる刺激が脳に伝わることで、便意が引き起こされるのです。

第3段階：直腸と肛門には常に肛門を締めている内括約筋と、自分の意思で肛門を締めたりゆるめたりできる外括約筋という2つの筋肉があります。便意が起こり、内括約筋が反射的にゆるんだあと、自らの意思で外括約筋をゆるめることで、肛門から便が排出されます。

直腸まで便が入り込むと便意が起こると伝えました。腸のほぼ最終段階でやっと便意が起こることがわかったかと思います。

36 便の状態でわかる! あなたの腸のコンディションをチェック!

便の状態を見ると、腸のコンディションをチェックすることができます。次のチェックリストに回答して、腸のコンディションを確認してみましょう。

排便回数は?

① 1日5回以上
② 1日3回以上(食事ごと)
③ 1日に1~3回
④ 2日に1回
⑤ 2~3日に1回
⑥ 1週間に1~2回

⑦　1週間に1回あるかどうか

（①＝下痢傾向、②〜⑤＝正常、⑥⑦＝便秘傾向）

便の状態は？

①　硬く排便困難なうさぎの糞状の便

②　硬い便が集まったソーセージ状の便

③　表面にひび割れがあるソーセージ状の便

④　表面が滑らかなソーセージ状の便

⑤　割れた面に小さな塊の見える軟便

⑥　泥のようでふわふわとした不定形の便

⑦　固形物を含まない水のような便

（①②＝便秘傾向、③〜⑤＝正常、⑥⑦下痢傾向）

便の色は？

① 黄色
② 黄褐色
③ 赤色
④ 黒色

（①②＝正常、③＝肛門、大腸から出血の疑いがある、④＝食道、胃、十二指腸などから出血の疑いがある）

このように、便の状態で腸の状態が把握できます。トイレに行ったら、なるべく毎回便の状態を確認することをおすすめします。

37

排便の量と回数を知っておこう。松生式便秘分類法で効率よい便秘治療を

正常な排便の量と回数は、1日200g以下の排便量、含まれる水分が60～85%、回数は1日1～3回といわれています。バナナ1～1・5本程度の量で、コロコロしておらず、形は1本になっているものが理想的とされています。

便秘傾向では、分離した硬い木の実のような兎糞《とふん》状、硬便が集合したソーセージ状の塊便《かいべん》になります。

また、下痢または下痢傾向では、ふわふわとした不定形の泥状便、固形物を含まない水のような水様便になります。

●松生式便秘分類法

私は「便秘がなぜ起こるかをある程度明確にしたうえで治療すべき」という観点か

ら、障害が予測できる部位と原因別に、新しい便秘の分類方法を考案しました。小腸、結腸、直腸・肛門、消化管内容物、ストレスという5つのカテゴリーを用いる方法です。

排便を我慢することで便意が弱くなったり、消えてしまったりするタイプは、直腸・肛門に障害があると考えられます。

大黄《だいおう》・センナ・アロエなどのアントラキノン系の刺激性の下剤を連用していると、大腸メラノーシス（大腸黒皮症）を起こして結腸の動きがますます悪くなり、便秘が悪化します。これは結腸が障害を受けているケースです。

炭水化物抜きダイエットや朝食抜きダイエットで便をつくるだけの食事量（食物繊維量）を摂取できていないと、便秘になっている場合は消化管内容物に原因があると思われます。

このように、どこに障害があるかが判明すれば、治療もしやすく、薬の副作用を最小限に抑えながら効率よく治療することができるのです。

38 直近1カ月程度で始まっていたら要注意！ただの便秘と思ったら大腸がんということも

単なる便秘だと思っていたら、大腸の病気が潜んでいることがあります。特に問題になるのが大腸がんです。大腸がんができているために腸管内が狭くなり、排便が困難になり、便秘になることがあります。直近1カ月程度の間に始まった便秘は、特に注意が必要です。私のクリニックでも「なんとなく便秘気味で大腸の状態がおかしい」と来院した患者さんで、大腸がんとわかった人が複数います。

大腸がんを疑う場合、具体的にどんな症状が現れるかを列挙してみました。

① 急に便秘になった
② 便が細くなった
③ 排便のあとも便が残っている感じがする

④便秘と下痢を繰り返している
⑤下痢が2週間以上続く
⑥排便が不規則
⑦血便が出た
⑧赤い便や黒い便が出た
⑨慢性の便秘で、下剤をよく使う
⑩お腹の張りや腹痛がある

特に①「急に便秘になった」、⑦「血便が出た」という人は、すぐに胃腸科などの専門医を受診しましょう。

39 傾向として女性に多い便秘症。年代別で原因が異なっている

20～30代の人で便秘で悩まれているのは、圧倒的に女性が多いです。忙しさやダイエットのために朝食を抜いていたり、炭水化物だけを抜く糖質オフダイエットをしたりする食生活が原因とみられます。

女性は、下剤に抵抗がない人が多く、便秘をなかなか人に相談できないために、重症の下剤依存症に陥ってしまうことも少なくありません。睡眠や食生活を中心に、徐々に下剤なしでの排便ができるように生活を見直す必要があります。

40代の便秘は重症なケースが多い

40代の女性では、20～30代からの便秘が少しずつ進行してしまった便秘歴の長い人が増えてきます。便秘歴が長い場合、下剤を使っている時期も長いことが多く、大腸

内視鏡検査で大腸メラノーシス（大腸黒皮症）が見つかる頻度が高くなります。

40代に入ると女性は、プレ更年期（更年期の前段階の時期に更年期に似た症状が現れること）の症状が現れやすくなり、ホルモンバランスが崩れ、体調が悪化しやすくなります。それだけでなく、夫婦間のストレス、子育てのストレス、親の介護など、悩みが重なりやすくなります。

また、出産を経験している方であれば、出産後、肛門周囲の筋肉が一時的に弱るために、便が直腸に溜まってもなかなか便意が起こらなかったり、授乳により体の水分が不足して便秘になってしまったりします。

40

女性は妊娠すると便秘傾向に。子どもの便秘は気づきづらいので注意

妊娠すると、妊娠の継続を助け、赤ちゃんのために大腸から水分を体内に吸収する働きをする「黄体《おうたい》ホルモン」の分泌量が多くなります。すると、腸の水分が減り、便が硬くなってしまいます。

また、妊娠後期になると、子宮が腸を圧迫して便の通り道を狭めてしまいます。そんなときは、医師に下剤を処方してもらいましょう。

ただし、下痢の刺激で子宮が収縮してしまうことがあるので、必ず医師に相談しましょう。

その他、食事も重要ですが、もっとも大切なのはストレスを溜めないことです。絶対安静の場合を除き、適度な運動でリフレッシュし、腸の働きを活発にするよう心が

けましょう。

●子どもと便秘

小さな子どもは、排便の異常＝便秘と認識することができません。

また、子どもの未発達な腸は、トラブルを起こしやすいものです。子どもが小さなうちは、親が便を見てあげることが大切です。

また、小学生ごろになると学校で排便することを恥ずかしく思い、我慢してしまう子どもが少なくありません。

朝は早めに起床し、コップ1杯の水を飲ませ、朝食を摂り、余裕を持って家でトイレに行く習慣を親が身につけさせましょう。

41

腸は環境の影響を受けやすい臓器。ガスがたまるならペパーミントを

腸は、環境に反応しやすい臓器です。海外旅行で便秘を体験する方も多くいます。時差によって体内時計が狂い、腸リズムに影響が出ることが原因の1つです。食事のタイミングが普段と違ったり、観光や団体行動でゆっくりと行動できなかったりして緊張を強いられることも原因として考えられます。

普段から便秘傾向がある人は、下剤や軟便剤（マグネシウム製剤）を持っておきましょう。毎日排便がある人は、下剤は使わず「コントレックス」などのマグネシウムの多い硬水のミネラルウォーターを摂るとよいでしょう。

●便秘になると頻繁におならが出るのはなぜ？

お腹のガスは通常、1日2～3ℓ排出されます。便が硬かったり、便秘で排便がな

かったりすると、腸に蓋《ふた》をした状態になります。そのため、ガスがお腹に溜まり、腹部膨張感の症状が出ます。ガスの70％は、口から飲み込んだ空気、残りは血中から拡散したガスと腸内で発酵したガスが混ざり合ったものです。マグネシウムの多い穀物や野菜、海藻などを食べるか、軟便剤を使用して、便を軟化させるとよいでしょう。

また、腹部膨張感にはペパーミントウォーターも効果的です。

ドイツでは、便秘気味の人にペパーミント・ウォーターを推奨しています。ペパーミントは、腸管を動かす平滑筋の緊張を弛緩させる作用があり、腸内のガスを排出するのにも効果的です。

42 腸の長さや形状（個人差あり）は便秘に関係があるのか

腸の長さと便秘は基本的には関係ありません。平均して小腸は約5～7m、大腸は約1・5mの長さがあります。大腸の長さが2mを超すと結腸過長症といわれることがあり、先天的に結腸が長すぎることが原因で便秘になりやすい人がいます。特に治療は必要ありませんが、稀に腸ねん転などを起こして、治療を余儀なくされることがあります。「腸が長い」といわれたことがあれば、水分や食物繊維、オリゴ糖などを意識して毎日の食事に取り入れ、規則正しい排便習慣を心がけましょう。

●「宿便」は存在しない

「腸内に溜まった宿便を出したい！」と思う方もいるようですが、**宿便は存在しません。**医学的には宿便も便秘も同義です。腸はぜん動運動で常に老廃物を振り落としています。ですから便が腸内に残り続けて宿便になることはありません。

しかし、最近では宿便と健康食品ビジネスが結びついているようで、「宿便を出す」という触れ込みの酵素ジュースや野菜ジュース、お茶、サプリメントなどが多く発売されています。このようなものを摂ることで、かえって腸内環境が悪化するケースもありますので、注意してください。

●腸の動きが悪い人ほど逆流性食道炎に注意

便秘がひどい人では、胃や食道にまで不調が起こることが多々あります。特に多いのは「逆流性食道炎」です。逆流性食道炎とは、胸やけやげっぷなどが主な症状で、胃の内視鏡検査で診たときに食道に炎症が起こっている場合をいいます。高齢者に多い病気といわれてきましたが、腸の動きが悪い人ほど、逆流性食道炎を起こしやすいことがわかってきました。こうした場合は、逆流性食道炎の治療薬を服用するよりも、腸の働きを改善し、便秘を治して腹圧を下げるほうが効果があります。

43

便秘が原因で他の病気を招いてしまうことがある

便秘の人は、にきびや吹き出物といった肌トラブルが多くなります。これは、便と一緒に排泄されるはずだった有害物質が長く体内に留まってしまうために起こります。また、便秘で腸内に生じた有害物質は免疫力を下げ、自律神経に影響します。

●便秘が引き起こす大腸《だいちょう》憩室炎《けいしつえん》

大腸《だいちょう》憩室《けいしつ》とは、腸内にガスが多くなり、そのガスの圧力などで大腸の壁の一部にできた袋状のくぼみを指します。その多くは、便秘のために大腸の壁が厚くなり、大腸に圧力がかかるために外側に押し出されてできたものです。このくぼみに便が入り、炎症を起こす病気が大腸憩室炎です。発熱や腰痛、稀に大出血を起こすことがあります。

●便秘が痔《じ》を招く

便秘が続くと、排便のときに強くいきむために、痔になりやすくなります。痔は排便を苦痛にします。痛みから逃れるために排便を我慢してしまい、我慢すると便がさらに頑固になるという悪循環が起こります。

また、痔は排便時以外にも出血があるため、下着が不潔になりがちです。すると、外出や運動を控えて運動不足になってしまうなど、ライフスタイルにも影響が出ます。

痔は軽いうちに治すことが大切です。

44 便秘が原因で心が病んでしまうことも

うつ病の患者さんの中には、消化器系の不調、特に便秘を訴える患者さんが多くいます。また、抗うつ剤を服用すると、副作用として便秘やその傾向が現れやすくなります。

こうしたことは脳と腸が密接に結びついていることを示しており、〝脳腸相関〟（157ページ）を示す一例としてよく取り上げられます。

便秘は、精神的悪循環と身体的悪循環の2つが重なり、交互に悪影響を及ぼしていることも指摘されています。脳から腸、腸から脳へと負の連鎖が便秘を悪化させていくのです。

45

便秘は高血圧につながる可能性もある

便秘気味だからといって、トイレで長時間に渡り強くいきんでしまうと、高血圧を引き起こしやすくなるときがあります。

真冬のような寒い日に強くいきむと、脳卒中を起こす可能性もあります。

また、高血圧を治療するための降圧剤（利尿剤）を服用すると、利尿作用で体内の水分が減った分、便が硬くなることもあります。

排便がスムーズだといきむこともあまりなくなるので、血圧は安定するかもしれません。

46

サツマイモは便秘に効く。豊富な食物繊維と便に作用する成分がある

昔から「おならが出やすい食べ物」などといわれているサツマイモは、食物繊維が豊富で、排便にも向いている食材です。

食物繊維のほかに、〝ヤラピン〟という成分が含まれているのですが、これが便を軟らかくする効果をもっています。

また、腸のぜん動運動を促進させるため（だからおならが出やすくなる……）、便秘解消にはよい食材なのです。

47

排便にとても大切な「便意」。感じなければ危機的な状況に!?

「内臓感覚」は、内臓と離れた場所にある求心性神経という部分を介して脳に伝わります。内臓感覚が脳に伝わることで、空腹であれば食事、便意であればトイレに行くといった行動を起こすことができます。

内臓感覚は自律神経や免疫にも影響を及ぼします。

「便意を感じない」ということは、内臓感覚の障害、あるいは内臓感覚低下症ともいうことができ、生物である人間にとって危機的な状況といっても過言ではないのです。

便意が起きることはとても大切です。

48

あなたは便意を消失していませんか？危機的状況か把握する10の質問

腸の内臓感覚は強すぎても問題ですが（過敏性腸症候群など）、弱さ、あるいは便意の消失について知ることも、腸の健康にとっては大切です。

内臓感覚低下症になっているかどうかを見極める次の10の質問で、自分の内蔵の感覚を確かめてみましょう。

質問項目

① 1日に1～2食である
② お腹がゴロゴロいわない
③ 水分をあまり摂っていない
④ 下腹部がよく張る

⑤便意がない
⑥下剤を服用しないと排便できない
⑦1年以上、下剤を毎日服用している
⑧何もしないでいると、まったく便が出ない
⑨グリセリン浣腸を使ったことがある
⑩排便がなく、お腹が張ってくると胸やけがある

回答

- 当てはまるものがない→内臓感覚が良好
- ⑤以外に当てはまる項目がある→内臓感覚に少々問題あり。重症化を食い止めるために、生活の見直しを
- ⑤のみ、または⑤+①〜④のどれか2つに当てはまる→軽度の内臓感覚低下症。アントラキノン系下剤を止め、マグネシウム製剤や坐薬（新レシカルボン坐薬®）によって便意を取り戻す訓練を

● ⑤＋その他3つにチェックがある→中等症の内臓感覚低下症。①〜④に当てはまることが多ければ食事の見直しを。⑥〜⑩に当てはまることが多く体調がつらいようであれば、かなり重症化している

● ⑤＋その他5つ以上に当てはまる→重症の内臓感覚低下症。専門医に相談を

49

1日の中での排便のタイミングを知ろう。便意を我慢してはいけない！

排便のタイミングは、食後に結腸の大ぜん動が起こる朝・昼・夕の3回といわれています。

もし、このタイミングで便意を我慢してしまうと、次第に便意をもよおす直腸・結腸反射が起こらなくなり、便意がなくなってしまいます。我慢を繰り返すことで、神経の働きが鈍くなり、便秘が悪化します。朝はなるべく早めに起きて、朝食を摂り、トイレに入る時間をつくりましょう。

● **便意を我慢してはいけない！**

便意を我慢すると、便秘の重症化のきっかけになることがあります。

便意を我慢すると、便を押し出す命令が腸に出されません。このような生活が長く続くと、便意を感じることができなくなってしまうのです。

便意消失のため下剤を使い、下剤を使うから腸の機能が低下し、便秘になり、また下剤を使い腸の機能が低下する……このような悪循環に陥ってしまうのです。

便意は腸が健康に機能しているバロメーターでもあるのです。

便意をもよおしたら、なるべくそのタイミングでトイレに行って、きちんと排泄するようにしましょう。

50 便意を喪失してしまう可能性も。下剤との上手な付き合い方

下剤依存症の人は「便意の消失」という問題をほぼ全員といっていいほど抱えています。

下剤に頼りすぎることで、腸や肛門括約筋の働きが低下します。すると、便が肛門付近まで落ちてきても、「便がある」という感覚を感じなくなってしまうのです。

便意はなくとも「腹部の膨張感」「お腹の痛み」は頻繁に感じます。その結果、この苦痛から逃れるために、さらに下剤に手が伸びてしまうのです。

●下剤に頼りすぎると、排便以外にもさまざまな問題が

下剤依存症を放置すると、自力で排便ができなくなります。腸や肛門括約筋の働き

が低下してしまうためです。

大腸メラノーシスも発生しやすくなり、腸の働きはますます悪化します。

常用量を超える下剤を連用する生活が1年以上続くと、大腸に溜まるガスが胃を圧迫して、胃や食道の働きも悪化し、消化力も落ちます。

さらに、下痢による脱水、ミネラル分の不足による電解質異常、「不安感」「抑うつ感」といった心の不調なども発生してしまいかねないのです。

51

つい下剤を使う人が陥りやすい、下剤依存症の重症度をチェック

下剤依存症の重症度を知るためのセルフチェック表を作成しました。軽症、中等症、重症に分けて、相当する主な項目を挙げています。当てはまる項目にチェックをしてみましょう。

軽症

① 常用量以内の下剤を連日、1年以上服用している
② 連日ではないが、1回あたりの服用量が常用量よりも多い
③ 下剤を服用しないと排便が不可能
④ 通常は自然な便意を感じにくいが、感じることも時にある

中等症

①常用量の2、3倍の下剤を、毎日1年以上服用している
②常用量以内の下剤を2、3種類、連日服用している
③下剤を服用しないと排便が不可能で、腹部膨張感も増す
④自然な便意はまったく感じない
⑤玄米やイモ類などの不溶性食物繊維を多く摂ると腹部膨満感が増し、ひどいときは胸やけなども起こる

重症

①常用量の5〜10倍以上の下剤を、連日1年以上服用している
②常用量の2、3倍の下剤を2種類以上、毎日服用している
③腹部膨満感が強く、絶えず気になる
④夕方になるとファスナーが上がらなくなるほど腹部膨満感が増し、食事が摂れないほどの胸やけの症状が現れる

⑤ 不安が強いので、多くの下剤を服用してしまう

⑥ 自然な便意はまったく感じない

52 浣腸はどうしても出ないときに。何度もすると排便力が衰えることも

どうしても便が出ないとき、最終手段として浣腸があります。

浣腸は肛門から液体を注入して排便を促すので、即効性があります。ただし、**すべての便秘に効果があるとは限らず、下剤同様、常用すると自力で排便する力が衰えることもあります。**

浣腸をする前には、医師や薬剤師への相談をおすすめします。

チューブを使って肛門にぬるま湯を入れ、水圧で排便を促す高圧浣腸を行っている医療機関もあります。

●浣腸をしたらしばらく我慢

浣腸をしたら、注入した液が肛門から流れ出ないようにトイレットペーパーで肛門を押さえながら3～10分間は我慢して、便意が強まってから排便しましょう。

我慢することが困難な幼児やお年寄りなどには、お尻の下に敷くビニールシートを用意しておくといいでしょう。

●浣腸をしても便が出なければ医師に相談を

浣腸をするときは、説明書をよく読み、やり方を確認してから行いましょう。出ないからといって何回も使用するのは危険です。

浣腸を使用しても便が出ないときは、医師に相談をしてください。

医師に相談する際には、どんな浣腸を使用したかわかるように箱や説明書を持参しましょう。

53 お腹のこと、便秘のことで力になってくれる便秘外来に行こう

便秘外来とは、便通異常を専門に扱う外来で、専門・特殊外来の1つです。「お通じ外来」という名称をつけている施設もありますし、便秘外来は標榜科（病院や診療所が外部に広告できる診療科名のこと）ではないので、看板などで見つけることが難しいです。

消化器内科や肛門科主体の病院やクリニックでこうした外来を設けているところがいくつかありますので、肛門科などに直接問い合わせてもよいでしょう。

●便秘外来の診察とは

私のクリニックでは、年齢によっては検査を行わずに問診や腹部の診察を行います。20歳以下は腸の病気の頻度が低いためです。

便秘の改善には、下剤の減量と生活習慣と食生活の改善を中心にアドバイスします。受診は1～2カ月に1回くらいが目安です。半年～1年半くらいでの改善を目指して、腸に負担をかけないようにゆっくりと健康にしていきます。

下剤も必ず毎回の受診時に薬の処方や量を見直し、消失した便意を促す「レシカルボン坐剤®」等を使って、腸のリハビリを行います。

54 便秘外来のかかり方と、行くタイミングを知っておこう

便秘外来では、医師は患者さんから話を聞かなければ便秘の程度や原因を探ることはできません。

初診のときは「便通異常の具体的内容」「どのくらいの頻度で排便があるのか?」「下剤は何を使っているか?」「便の形状」などを医師に伝えましょう。

下痢の場合、血が混ざっていないか、腹痛の有無、アルコール摂取の有無なども大事な診断材料です。

女性にとって便通異常の話をすることは恥ずかしいものでしょう。私は問診の際、聞き手に徹し、患者さんのつらさを理解するよう努めています。

●便秘外来に行くタイミング

便秘は不快感や数々の体調不良を招き、重大な病気が隠れていることもあります。次の①〜⑥に1つでも当てはまったら、便秘外来を受診してください。

① 1週間以上排便がないとき
② 排便時に出血を伴うとき
③ 便秘が慢性化して、長期間改善されない場合
④ 下剤を規定量以上飲んでいるとき
⑤ 今まで便秘ではなかったのに、便秘になって1カ月以上改善しないとき
⑥ 便意がまったくない

55

大腸内視鏡検査と大腸がんの関係

大腸がんが見つかった人のうちの多くは、治療を行うことでその後10年間、90％以上の人が生きることができます。

例えば、ステージ3Bの人であれば、治療を行うことで約9割の人がその後10年生きられます。

大腸がん経験者においても多くの人が平均寿命をまっとうしています。

大腸がんの早期発見に役立っているのが、大腸内視鏡検査を受けた人が増えたという事実です。寿命という観点からも、大腸内視鏡検査を多くの人が受けるべきだと思います。

●大腸内視鏡検査とは

大腸内視鏡検査は、長さ約1・4m、太さ約11㎜の柔らかいチューブを肛門から大腸に入れ、モニターに腸の内部を映し出して調べる検査です。

診断の精度は90％以上と高く、ハイビジョンの内視鏡用モニターも開発・使用されています。

当然、検査中に病変が見つかることもあります。そこで組織の一部を採取して組織学的検査に回せますし、小さながんやポリープはその場で切除できます。

大腸内視鏡検査では、がんやポリープのほか、潰瘍性大腸炎が見つかる人も多数います。

56
大腸内視鏡検査の受診先を見極めるポイント

大腸内視鏡検査の受診先を見極める際に、私が必要だと考えるポイントは、次のとおりです。病院や施設のホームページなどから、当てはまるかどうかをチェックしてみましょう。

①担当医師が1人で大腸内視鏡検査を1万件以上行っている
②鎮痛剤や鎮静剤などを使って検査する
③眠っている意識のない状態で検査できる
④パルスオキシメーター（心拍数、血中酸素濃度を観察する機器）を装着して検査する
⑤検査中に体を動かすような指示をしない（体位変換させない）

⑥ 医師が1人で検査を行っている
⑦ 検査終了後に寝られる部屋（回復室＝リカバリールーム）がある
⑧ 以前検査を受けた患者さんが「もう一度受けてもよい」と言っている

●大腸内視鏡検査を定期的に受けよう

大腸内視鏡検査は、手軽に受けられるものの中で、唯一医師が直接腸の中を診ることができる検査です。消化器系の専門医の立場から言うと、たとえ腸の状態にこれといった不調がなく、自覚症状がない方でも、40歳を過ぎたら一度は内視鏡検査を受けていただきたいと思います。一度検査を受けて何も異常がなければ、1年後にもう1回受け、その後は3年くらい間をあけても問題はないと思います（医師の指示にもよります）。新たなポリープができるまでには、3年ほどの期間があると考えられているためです。

57

男性に多い下痢症状

実は、下痢にははっきりとした定義はありません。ただ、「糞便中の水分が増えたために便の量が増加した症状を指し、排便回数が増えることが多い」という共通認識があります。

下痢が長期間続くと、体の中の水分が失われて、水分を補給しないと脱水症状を起こします。

腸管運動が活発になりすぎると、しばしば腹痛も起こります。

原因としては、ウイルス性腸炎、細菌性腸炎、アルコール多飲後、過敏性腸症候群下痢型など（このほかにも多数）があります。

●「下痢は止めない」が正解

下痢の原因は多様です。そのため、すぐに「下痢止め」を服用するのはおすすめできません。まずはその原因を突き止めた上での治療が有効になります。

そもそも便は、老廃物なので、体内に溜めず外に出すべきなのです。ただし、確実に診断のついた下痢型の過敏性腸症候群や、機能性下痢などでは「イリボー®」といった薬剤の服用が有効です。

薬剤は、服用前に大腸内視鏡検査を受けて、異常がないことを確認してから服用することが大切です。

58

消化によい食べ物。お腹がゆるい人におすすめの食事法

下痢になったときの食事には一般的におかゆや重湯、煮込みうどん、清澄流動食《せいちょうりゅうどうしょく》（薄い澄んだスープやジュース）などの消化によいものが昔からよいとされています。

お腹がゆるい人も食事は3食きちんと摂りましょう。

朝食は、通勤電車でお腹が痛くなるのを避けるため、たとえば20～30分早く家を出て、会社に着いてから食事を摂るなどしましょう。

そんなお腹がゆるい人の朝食には、おにぎり、サンドイッチなど炭水化物中心のメニューがおすすめです。胃が的確に動き、会社のトイレで排便し、1日を楽にスタートできます。

それでも下痢傾向が収まらない場合、半夏瀉心湯《はんげしゃしんとう》などの漢方薬1包や「イリボー®」を1錠服用し、職場についてから朝食を摂れば、下痢傾向の改善率もアップします。

●下痢の人のお酒との付き合い方

下痢傾向の人で、夜に多量のアルコールと水分を摂っている人は、お酒を飲みすぎる生活を見直しましょう。その生活を改善しない限り、お腹のゆるさは改善しづらくなります。

「アルコールは下痢の敵！」と覚えてください。

アルコールの量を減らすことで、朝の腸の働きはスムーズになると思います。

59

腸管の働きが異常をきたしている原因不明の過敏性腸症候群

過敏性腸症候群とは、便秘や下痢、腹痛などがあり、腸管の働きが異常なのに詳しい検査をしても大腸がんなどの病気や異常が見つからない状態をいいます。原因は明確になっていません。

食後のぜん動運動が激しく、また誘発されやすい「消化管の運動異常」、腸管壁が延びることで痛みを感じやすい「消化管の知覚過敏」が関与しているのではないかとされています。

これらが原因となり、さらにストレスでお腹の症状を悪化させる病態といえるようです。

●過敏性腸症候群は下痢・便秘交代型が一番多い

過敏性腸症候群で一番多い症状は、便秘と下痢を繰り返すことです。便秘が長く続いたあと、急に腹痛が起き、軟便や水様便が出ます。何度か下痢が続き、その後また排便がなくなり、便秘状態になります。

この他に、不眠や疲労感、肩こり、おなら、げっぷ、膨満感なども過敏性腸症候群の症状です。

第4章

腸にいい食べ物、新和食の提案

60

「食の欧米化」が日本人の腸をダメにした

１９６０年代中頃から、日本人の食生活は欧米（北米、北ヨーロッパ方面）型へと大きく変化しました。肉類や乳製品を多く摂取するようになり、野菜や穀物、味噌、漬物などの摂取量が減少しました。

野菜や穀物に含まれる食物繊維は排便を促し、漬物や味噌に豊富に含まれる植物性乳酸菌は、腸内細菌のバランスを整える働きをしてくれています。

しかし、これらの摂取が減ったことが、日本人の腸の病気が増加している原因といわれています。

１９６０年代初頭では、日本は世界でもっとも大腸がんの少ない国の1つでした。ところが、２０１３年の日本国内のがん症例数の最多は大腸がんでした。日本人の腸の病気が急増した理由のうち、一番大きな要素を占めるのが「食事」なのです。

●「食の三大革命」で日本人の腸が変わった

これまで約150年の間に、日本人の食生活は3回の大きな変化を経験しています。

最初は幕末・明治維新期の「肉食の解禁」です。

続いて、1970年ごろからのヨーグルトや乳製品の普及。

そして、三番目の変化は、1990年ごろからファストフードやコンビニ食が一般的になったことです。

これらを私は、日本人の腸環境を変えていった「食の三大革命」と考えています。

61 『食養生』の貝原益軒に学ぶ“腹八分目”とオレイン酸

漢方の世界には「食べて生（命）を養う」ことを意味する「食養生」という考え方があります。私は以前から食養生を応用して「食養腸」という考え方を提案しています。食べて腸を養う食生活という考え方です。積極的に腸を動かす食材や食事は、健康な生活に欠かせません。本書でも食養腸につながる食材、食事を折に触れて紹介しています。

●貝原益軒の『養生訓』から学ぶ「腹八分目」のすすめ

江戸時代に活躍した学者・貝原益軒《かいばらえきけん》をご存じでしょうか。益軒は知らなくても、彼の著書『養生訓』に書かれた食生活における注意点の「腹八分目」という言葉は聞いたことがあるでしょう。食べすぎなければ、胃や腸にかかる負担が減り、それだけで長寿につながるという考え方です。また『養生訓』には、「病は口から」とも書かれており、食事の度を超すと病気になるとも指摘しています。

これらは益軒が長年の経験から導き出した健康の秘訣なのです（益軒は84歳のときに『養生訓』を著しています）。現代人が読んでも通じる点があるので、ぜひ『養生訓』を一読することをおすすめします。

●益軒が注目したオレイン酸

『養生訓』で貝原益軒は、排便を促すなら麻の実、ごま、あんずの種子、桃の種子などを食べるのがよいと述べています。

これらの種子には、オレイン酸が含まれています。オレイン酸は、オリーブオイルに多く含まれ、一時的に多く摂ると、腸管から吸収されず腸管内に残り、腸管を刺激して排便を促します。益軒はオレイン酸のことは知りませんでしたが、経験的にこれらの食材が腸によく、排便を促すと知っていたのでしょう。

62

腸の健康のために重要な油。サラダ油の使用は少し気をつけよう

油にはさまざまな種類があります。腸の健康のためにも、油は重要です。脂肪の主成分である脂肪酸には大きく分けて、飽和脂肪酸と不飽和脂肪酸の2種類があります。飽和脂肪酸は、ラードやバターなどの動物食品に多く含有されていて、不飽和脂肪酸は植物油や魚に多く含有されています。不飽和脂肪酸は、人間の体の中では合成できず、n－6系（オメガ6系）とn－3系（オメガ3系）の2種類に分けられます。

n－6系脂肪酸は過剰に摂取すると腸に悪い影響を与えます。サラダ油には、n－6系脂肪酸の「リノール酸」が多いですが、摂り過ぎには注意が必要です。

一方、n－3系系脂肪酸には、青魚に多いEPAやDHAが含まれます。亜麻仁油やえごま油、シソ油に多いα－リノレン酸も含まれ、α－リノレン酸は体内でEPAやDHAに変化します。

63

紀元前から「自然の下剤」といわれたオリーブオイルが、腸管内のすべりをよくする

オリーブオイルは大腸を刺激し、排便を促します。紀元前から「自然の下剤」として親しまれ、イタリアでは子どもの便秘予防としてティースプーン1杯のオリーブオイルを今でも飲ませているほどです。

腸によいのは、オレイン酸の効果です。オレイン酸は小腸で吸収されにくく、腸管内のすべりをよくしてくれます。

以前私は、下剤を服用している慢性便秘症の患者さん64人に、オリーブオイルを毎朝30㎖摂取してもらいました。結果、64人中62人が下剤を減量でき、1人が下剤をやめることに成功したのです。

大腸の病気を抱える人でなくても、現代人は便秘や残便感、お腹が張りやすいなど

の悩みを持っている人はたくさんいます。大体忙しくて朝食を抜いたり、ストレスを抱えて夜遅くまで仕事をしているなどが原因でそうなっています。放置していては、深刻な腸の病気につながる危険性があり、ひいては全身の健康に影響します。

そこで、消化管を活発に動かすオリーブオイルの摂取をおすすめするのです。

オリーブオイルを摂取するなら、フレッシュなＥＸＶ（エキストラバージン）オリーブオイルがおすすめです。オリーブオイルには、熱処理などの精製処理が加えられた精製オリーブオイルと、精製処理が加えられていないバージン・オリーブオイルがあります。ＥＸＶオリーブオイルは、もっとも品質の高いバージン・オリーブオイルなのです。ＥＸＶオリーブオイルは、オリーブの実を採取して搾った油です。搾りたてのものはジュースのようにおいしくいただけます。

64
腸を〝冷え〟から守ってくれる！オリーブオイルには温め効果もある

EXVオリーブオイルには保温効果があります。 日清オイリオグループ株式会社に相談し、実施した実験では、ビーカーに80℃のお湯180㎖を入れ、EXVオリーブオイルとサラダ油を各小さじ1杯入れたものと、油を加えないものの湯温の変化を経時的に調べました。その結果、EXVオリーブオイルを入れたものがもっとも保温効果が高く、油を入れなかった湯温とは、50分後に7・4℃も差が生じたのです。これは、EXVオリーブオイルの油膜が均一な厚さで薄く広がるため、またEXVオリーブオイルのもつポリフェノールの作用であろうと推測されます。（特許出願中）

●オリーブオイルは「酸化しにくい油」

EXVオリーブオイルには、ポリフェノール、葉緑素、ビタミンE、オレイン酸などの抗酸化物質が豊富に含まれているため、酸化しにくく、がんの予防に有効に働くことが示唆されています。

また、動物実験ではＥＸＶオリーブオイルに含まれるポリフェノールが大腸がん発症に関与しているとされる一次胆汁酸から二次胆汁酸が産生されるときに作られる「活性酸素」に対して、有効に作用するのではないかと指摘されています。

65 腸によく、長寿にも結びつく、地中海式食生活のすすめ

オリーブオイルをしっかり使った腸の健康におすすめの食事が、地中海式食生活です。これは、地中海沿岸部（南イタリア、スペイン、ギリシャなど）に住む人々に特徴的な食生活のことで、パンやパスタなどの穀物を主食に、野菜、豆類、果物を豊富に摂り、肉類を最低限に抑え、魚をほぼ毎日摂取するという食事習慣です。さらに、チーズはプロセスチーズではなく、善玉菌が豊富なナチュラルチーズを食べることも特徴です。

●地中海式食生活が長寿に結びつく理由

１９６０年代、アメリカ・ミネソタ大学教授のアンセル・キーズ博士によって、「地中海式食生活」を中心に、７カ国の食事と心臓疾患の関連について調査が行われ

地中海式食生活

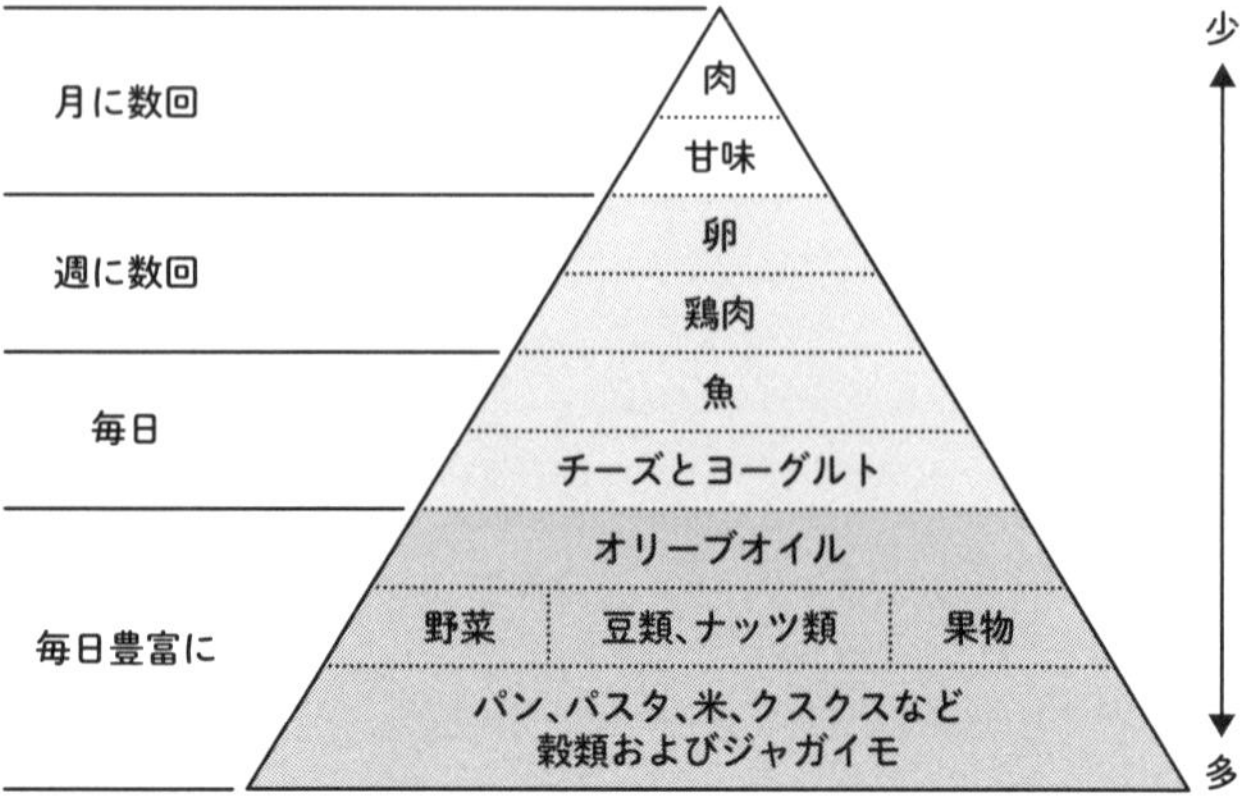

地中海式食生活に関する国際会議より

ました。脂肪摂取量の多いアメリカなどは、心臓疾患の罹患率が高い数値を記録していましたが、脂肪摂取量でアメリカと同程度だったイタリアなどは、心臓疾患の罹患率がアメリカに比べてかなり低かったのです。これは摂取する脂肪の違いによるものとされています。同じ脂肪でもアメリカは肉類、イタリアはオリーブオイルによる脂肪摂取が多かったのです。

66 地中海式食生活はリバウンド率が低い健康的なダイエットも

地中海式食生活は、ダイエットに適しています。

イスラエルのシャイ博士による研究成果では、

①低脂肪ダイエット（脂肪の摂取量を抑える）
②地中海式ダイエット（地中海式食生活）
③低炭水化物ダイエット（糖質オフダイエット）

の3つを比較検証した結果、体重変動は①平均5・5kg減、②平均4・6kg減、③平均3・3kg減と地中海式ダイエットは2位だったものの、以後6年間の追跡調査では、最もリバウンド率が低かったのです。腸にもよく、この結果だけでも、地中海式食生活に興味を持たれる方は多いのではないでしょうか。

●地中海地域では炎症性腸疾患患者が少ない

地中海地域では、難病の非特異的炎症性腸疾患である潰瘍性大腸炎やクローン病の罹患率が低いことがわかっています。炎症性腸疾患と食生活との関連は、1980年代の古いデータですが、肉類、バター、乳製品を比較的多く摂る北ヨーロッパと比べ、南ヨーロッパのほうが、炎症性腸疾患の発病率が低かったのです。

●地中海式食生活の海の恵み

地中海沿岸諸国は海に面しているため魚料理が身近です。イタリア料理のアンチョビは、塩水に漬けた小魚を熟成・発酵させてオリーブオイルを加えたもの。青魚の脂には、EPAやDHAが豊富に含まれています。EPAは中性脂肪を抑え、DHAとともに血栓を予防し、血液をサラサラにする働きもあります。

67

「和食（家庭食）」は健康食をさらに健康食にする

地中海式和食®の提案

食の欧米化が進み、残念ながら「和食（家庭食）は健康食」の認識は過去のものになりつつあります。米や穀物類などの摂取量が減少すると同時に、食物繊維や植物性乳酸菌を含む食品の摂取も減っています。こうした食生活の変化は、日本人の腸への負担が大きくなっていることを物語っています。

そこで和食ももちろんですが、おすすめしたい理想の食スタイルは「地中海式和食®」なのです。これは地中海式食生活と伝統的な和食のそれぞれの長所を組み合わせて考えたスタイルです。

「地中海式和食®」における「和食」とは、「一汁三菜で多くの種類の食品を摂れる食事スタイル」「動物性油脂を用いない代わりに、出汁のうま味を用いる料理法」を前提とした「昔からの和食（家庭食）」を指します。

地中海式和食®の魅力は、食物繊維や発酵食品などの植物性乳酸菌などが摂れ、コレステロール値の改善などに効果のあるオリーブオイルを取り入れていることです。

そこでまずは、普段の食卓を少しずつ変えていくところから始めてみましょう。例えば、食用油をオリーブオイルにする、普段の食事に野菜中心のメニューを1品加える、メインディッシュは魚にする、こうしたことから始めてみましょう。

68
昭和の日本の家庭食に近い!?
地中海地域の食事を和風にアレンジ

ハーバード大学のウィレット教授が提示した地中海式食生活の概念図をもとに、和風にアレンジした「地中海式和食®」のフードピラミッドをつくりました（次ページ参照）。「豊富に」「毎日」摂ったほうがいい食べ物は、昭和30〜40年代に日本の食卓にあがっていた料理に近いものです。

それらに加えて、オリーブオイルや植物性乳酸菌食品を上手に取り入れることがポイントです。

地中海式和食®の典型としては、玄米、納豆、サンマなどの焼き魚、マグロのカルパッチョ、冷や奴、湯豆腐などにオリーブオイルをかけたり、つけダレに加えたりする食べ方です。

地中海式和食

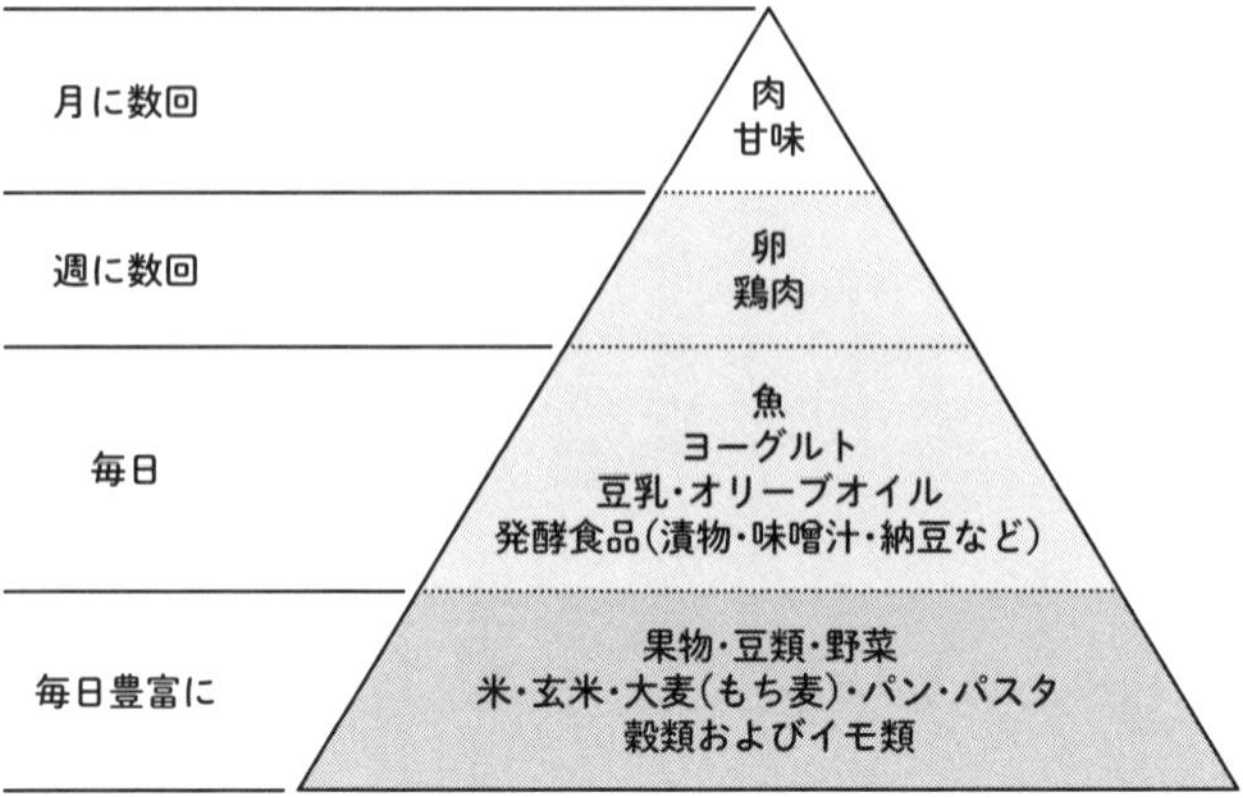

(松生試案)

オリーブオイルをかけるだけで、普段の料理から地中海式和食に簡単に変わります。

そんな簡単なものから、ぜひ食卓に1品でも加えていただきたい、具体的なおすすめレシピを次項から紹介していきます。

69 手軽にサッと地中海式になる簡単レシピをまずは紹介

和食の食材にオリーブオイルをかける だけ、というくらいの簡単レシピを紹介します。習慣的に腸にいい油（オリーブオイル）を使うだけで、よりスムーズな排便など腸にいいことが期待できます。

●ライ麦パンのオリーブオイル添え

主食の穀物を腸にいいスタイルにして上手に摂りましょう。パンにマーガリンを塗って食べている人も多いと思いますが、マーガリンはリノール酸を多く含むので、代わりにオレイン酸を多く含むオリーブオイルを使うといいでしょう。

また、パンはバターが多く使われたソフトな生地のものより、ライ麦や胚芽入りのパンがいいでしょう。「ライ麦パンはパサパサしていて苦手」という人もいますが、そんな人こそ、上質なオリーブオイルをつけて食べると、おいしく味わえるでしょう。

●イタリア風冷や奴

タンパク質が豊富で脂質が少ない豆腐は、毎日でも摂りたい食材です。

オリーブオイルを冷や奴にかけるだけで、簡単にイタリアンの前菜になります。お好みでキムチやバジルソースなどをプラスしてもいいでしょう。

●玄米ごはんのオリーブオイルかけ

炊いた玄米を茶碗によそい、オリーブオイルとごま塩をかけて軽くかき混ぜたら出来上がりです。消化に悪い玄米ですが、腸の運動を活発にしてくれる食材と一緒に摂ることで、便秘傾向の人でも上手にとりいれることができます。ペペロンチーノのパスタと似た味わいで、おいしく食べられるメニューです。お好みで漬物と一緒に食べるとよいでしょう。

●ＥＸＶオリーブオイル納豆

納豆とＥＸＶオリーブオイルはともに植物由来の素材で相性がよく、タッグを組むことで腸の働きを活発にしてくれます。オリーブオイルは納豆独特のにおいを消してくれるので、苦手な人でも食べやすくなります。また、納豆は水溶性食物繊維が豊富なので、便の嵩を増す働きもあります。

作り方は簡単。納豆を何も入れずにかき混ぜて、ＥＸＶオリーブオイルを加え、よくなじむようにかき混ぜます。タレかしょうゆを加えて、さらにかき混ぜたら出来上がりです。

70 食卓に1品でも増やしてほしい地中海式和食レシピ

こちらもそれほど手間をかけずにサッと作ることができる地中海式和食料理。ぜひ、食卓に増やしていきたい、腸にいいレシピの数々です。

●カボチャと玄米フレークのサラダ

オリーブオイルを豊富に摂ることができるメニューです。

作り方 カボチャ(1/4個)を一口大に切って蒸し上げます。レタス(4枚)を手で適当な大きさにちぎって、氷水に入れます。器にレタス、蒸したカボチャ、玄米フレーク(60g)を盛ります。オリーブオイル(大さじ2)、ヨーグルト(大さじ4)、レモン汁(小さじ1)、ニンニクのすりおろし少々を混ぜ、塩・こしょうを加えてドレッシングを作ります。このドレッシングを材料を盛った器に回しかけます。

●生魚のカルパッチョ

生魚を摂ると、魚の持つタンパク質、EPAやDHAといった栄養素を破壊せずに体内に吸収することができます。

(作り方) 赤身のマグロや白身魚に塩・こしょうを振り、オリーブオイルを回しかけます。お好みでライムやレモンを搾ってかけてもいいでしょう。

魚はカンパチ、サーモンのような脂肪分の多いものではなく、淡泊な刺身や青魚を使うのがいいでしょう。

●白身魚とたっぷり野菜のホイル焼き

野菜と魚介類を豊富に摂ることができるメニューです。

(作り方) 二重にしたアルミホイルの上に、薄切りにしたタマネギ、ピーマン、キノコを並べ、鮭や白身魚をのせ、白ワインとオリーブオイル少量をふりかけます。ホイルの口をきちんと閉じ、フライパンに入れて、水(100㎖)を入れます。蓋をして強火で蒸し焼きにします。

野菜は、キャベツや小松菜、ホウレンソウ、ニンジン、キノコはエノキやシイタケ、シメジ、エリンギなど、お好みのものを選びましょう。

●鮭と大根のべったら風

発酵食品（植物性乳酸菌）や出汁を多く摂るメニューです。

作り方 皮を剥いた大根（120g）を7㎜幅でいちょう切りにします。刺身用の鮭（100g）は一口大にし、みりん（大さじ2）は鍋に入れて沸騰させ、アルコールを飛ばしておきます。これらと切り昆布（2g）、塩麹（大さじ3）、甘酒（大さじ1）をすべて混ぜて密閉容器に入れ、冷蔵庫に入れます。1日ほど味をなじませたら、出来上がりです。

●蒸し鶏とキノコのオリーブオイルソースがけ

脂肪分の少ない調理法である蒸し料理。食卓にも上手に取り入れてみましょう。

作り方 塩・こしょうを振った鶏の胸肉（白身魚でもOK）を蒸します。パプリカやキノコなどを一緒に蒸してもいいでしょう。蒸し上がったらレモン汁とオリーブオイルを回しかけます。油の少なさに物足りなさを感じるようでしたら、ポン酢やノンオイルドレッシング、酢味噌などにオリーブオイルを混ぜてかけてもいいでしょう。おいしさ、満足度が一気にアップします。

●カスピ海ヨーグルト漬物

カスピ海ヨーグルトに含まれるクレモリス菌FC株と、味噌に含まれる植物性乳酸菌との相乗効果で、体によく、おいしく塩分控えめな漬物です。

材料〔**2人分**〕カスピ海ヨーグルト・味噌（60g）・（お好みの野菜例）キュウリ（1／2本）・ニンジン（1／3本）・セロリ（1／4本）・キャベツ（2枚）・ナス（1／2本）など・オリゴ糖（適量）

●白インゲン豆のサラダ

日本では、白インゲン豆を煮豆にして食べることが多いですが、地中海沿岸では白インゲン豆にツナを混ぜ、オリーブオイルで和えたサラダがよく食べられています。白インゲン豆のサラダは、シンプルでありながら、おいしく、オレイン酸、EPA、ポリフェノールが豊富に含まれています。

材料〈4人分〉乾物の白インゲン豆（200g）・タマネギ（1／2個）・ツナ缶（2缶）・EXVオリーブオイル（大さじ4）・塩、こしょう、しょうゆ、レモン各適量

作り方 ❶鍋に白インゲン豆と約1・5Lの水を入れて一晩浸け、中火で1時間30分ほどかけて軟らかくなるまで煮る。煮えたらざるにあげて水気を切る。❷タマネギは薄切りにし、冷水でさらして辛味を抜く。❸ボウルに①の豆を入れ、②のタマネギを水気を搾って加え、缶詰めの汁を切ったツナ、EXVオリーブオイル、塩、こしょう、しょうゆを加えて和える。器に盛ってレモンを添える。

第5章

腸ストレスを解消する生活と運動の習慣

71

腸と脳は連携している。腸は第2の脳。腸の神経細胞がもつ力

腸は「第2の脳（セカンド・ブレイン）」と呼ばれることがあります。脳には約150億個の神経細胞があります。脳と比較すると少ないものの、腸には約1億個の神経細胞が存在しています。これは脳に次いで2番目の多さです。

筋肉は脳からの指令を受けて動きます。また、臓器は脊髄が関係する中枢神経系から指示が出ることで動きますが、**腸の神経細胞は、脳や脊髄からの命令を受けずに腸を動かすことができます。**

腸の神経細胞は、小腸の分節運動や便意を起こすこと、食べ物の分解・消化に必要な酵素やホルモンの分泌を促す働きをもっているのです。

●腸と脳は連携している

腸と脳は約2000本の神経線維でつながっています。この神経線維による「脳との連携」も腸が果たす役割です。

腸にも独自の神経ネットワークがありますが、腸の機能低下には脳がかかわっていることが多いのです。「脳腸相関」といわれる関係性です。

たとえば、学校や会社、宿泊先のトイレでうまく排便できなかったり、ストレスが原因で便秘や下痢になったりすることがあります。

72

腸の免疫機能低下を招く「ストレス腸」を15問のチェックリストで確認

漢方の世界では、「陰」と「陽」という考え方があります。私はこれをアレンジして、腸によいことを「腸プラス」、腸によくないことを「腸マイナス」と表現しています。

次のチェックリスト（15問）は、自分が腸プラス、腸マイナスのどちらに傾く生活をしているかをチェックできるものです（腸マイナスの合計数を出します）。

腸プラス・腸マイナスセルフチェックリスト

① 朝食を毎日食べている　はい↓腸プラス・いいえ↓腸マイナス

② 現在、ダイエットをしている、あるいは過去にダイエットの経験がある　はい↓腸マイナス・いいえ↓腸プラス

③　野菜や果物をよく食べている　はい↓腸プラス・いいえ↓腸マイナス
④　納豆をよく食べている　はい↓腸プラス・いいえ↓腸マイナス
⑤　料理などにオリーブオイルをよく使う　はい↓腸プラス・いいえ↓腸マイナス
⑥　ヨーグルトやチーズなどを食べている
1日に100～150㎖（市販のヨーグルトカップ1個半程度）食べる↓腸プラス
まったく食べないか、200㎖以上食べる↓腸マイナス
⑦　魚より肉をよく食べる　はい↓腸マイナス・いいえ↓腸プラス
⑧　水分を摂ることを控えている　はい↓腸マイナス・いいえ↓腸プラス
⑨　外食やコンビニ食をよく利用する　はい↓腸マイナス・いいえ↓腸プラス
⑩　トイレに行きたくなっても排便を我慢することがある
はい↓腸マイナス・いいえ↓腸プラス
⑪　下剤を長期間（1年以上）使っている　はい↓腸マイナス・いいえ↓腸プラス
⑫　運動不足気味だ　はい↓腸マイナス・いいえ↓腸プラス

⑬ 睡眠時間は1日7時間以上だ　はい↓腸プラス・いいえ↓腸マイナス
⑭ ストレスの多い生活だ　はい↓腸マイナス・いいえ↓腸プラス
⑮ 年齢が70歳以上だ　はい↓腸マイナス・いいえ↓腸プラス

● 腸マイナスが2個以下……理想的な腸プラスの生活
● 腸マイナスが3〜6個……生活が腸マイナスに傾きかけています
● 腸マイナスが7〜12個……腸マイナスの生活。腸プラスの生活になるように心がけましょう
● 腸マイナスが13個以上……かなりひどい腸マイナスの生活。便秘が慢性になっている場合は、早めに胃腸科・消化器科などを受診してください

腸マイナスの個数はいくつありましたか？　腸マイナスの生活が続くと、腸の免疫機能低下を招く「ストレス腸」の状態に近づいてしまいます。

73

体の健康も損なってしまう
腸をむしばむ3つの悪習慣

当然のことですが、「腸に悪い暮らし方」を続けていると、腸の健康は損なわれます。腸に悪い暮らし方、悪習慣は大きく3つあります。

1つ目は腸のリズムを乱す生活です。推奨されている1日3食を1、2食で済ませていたり、不規則な食事時間は腸にデメリットです。また、便意の我慢、夜更かしなども腸のリズムを乱すと考えられます。

2つ目はストレスです。強いストレスは、腸を動かす運動を抑えて便秘の原因になることがあります。

そして、3つ目が運動不足です。

74

48時間、1カ月、1年という腸のリズムを知る

腸にはリズムがあります。それは食事を摂ってから便が排泄されるまでの時間です。

早い人は、食後12時間前後で便が排泄されます。ほとんどの人は、48時間以内に排泄されます。腸の機能が低下していると、48時間以上かかるようになり、便秘の場合は48~72時間も（またはそれ以上）かかります。

便の排泄時間を知るのにおすすめの食べものが、イカ墨パスタです。イカ墨パスタを食べると、イカ墨の黒色のまま便が出てきますので、自分の便がどれくらいの時間で排泄されるのかを知ることができます。

●1カ月の腸のリズムを知る

女性は生理の1週間前くらいになると便秘になる方が増えます。月経前の便秘につ

いてはあまり神経質になる必要はありませんが、自分の体のリズムとして知っておくとよいでしょう。月経前の排卵期から月経までの間にエストロゲンという女性ホルモンが分泌されます。エストロゲンには、腸の筋肉の刺激感受性を低下させる作用があります。また、大腸の水分を吸収する作用もあるため、便秘になりやすくなるのです。

●1年の腸リズムを知る

1年のうち腸のリズムが変化する月があります。1月と8月です。1月と8月は、便秘が多発する月なのです。

1月は、正月休みや帰省、旅行などで食生活や行動が変わります。さらに気温も低いため、血流が悪くなり、腸の働きが鈍るのです。一方の8月は、気温が高く、発汗で水分が失われるために腸に届く水分が少なくなり、便が硬くなりやすく、排便力も低下してしまいます。〝1月と8月は腸の機能が低下する〟と覚えておきましょう。

75

起床から就寝までの腸リズムに合わせた食事の摂り方モデルケース

腸リズムに合う1日の食事の摂り方のモデルケースを紹介しましょう。朝起きたら、水やお茶、コーヒーなどを1杯飲み、7、8時台に朝食を摂ります。昼食は12~13時の間に摂ります。夕食は19~20時に済ませ、深夜0時には就寝しましょう。就寝時は胃が空になっているとよいでしょう。また、昼食のボリュームをもっとも多くし、夕食は軽めにすることも腸リズムに合うポイントです。

● **朝起きたら水200㎖を飲む**

水分は腸にとって重要です。水分が不足すると、便が硬くなったり、腸の働きが悪くなったりします。水を1リットル飲んでも、小腸で900㎖以上が吸収され、大腸に届くのは100㎖足らずです。それほど、大腸に水分は届きづらいのです。

起床後はまず水をコップ1杯（200㎖）飲むと、胃腸が活発に動き出します。このとき胃への刺激が強い炭酸水を飲むのもよいです。

●朝食の15〜30分後にはトイレに行く

朝食後15〜30分後に、大腸の大ぜん動が起こりやすくなります。**このときの便意は我慢せず、その時間にトイレに行く習慣をつけましょう。**気持ちに余裕を持ち、5分ぐらいの間に排便できるのが理想です。便意がないにもかかわらず、無理に強くいきむのはやめましょう。いきみすぎが肛門のうっ血を招き、痔の原因になります。

76

ササッと済ませがちなランチ時間を確保してしっかりと食べるべき

忙しいからと、仕事をしながらササッと済ませる方もいるランチ（昼食）ですが、きちんと時間をとって、しっかりと食べていただきたいと思います。

朝食後は次第に交感神経が活発になり、集中力が高まります。意欲的になる一方で、疲労やストレスも蓄積されていきます。リラックスできないと脳の疲労はとれません。脳が休まらないと交感神経の緊張状態が続き、胃腸の運動は低下します。

午前の仕事が終わったら、休憩時間をとり、まずは深呼吸などをしてリラックスモードに入ってから昼食を摂りましょう。

●シエスタのすすめ

昼食後、1~2時間経った頃に眠くなることがありませんか？　これは生体の体内時計が大きく関与しています。

人間には25時間周期のリズム（体内時計）以外に12時間周期のリズムが存在します。この作用で夜中の2時前後と、昼の2時前後に眠気をもたらすのです。

本来、睡眠に適した時間である昼の2時前後にちょっとしたシエスタ（昼寝）をするとよいでしょう。

昼寝の目覚めが悪く、ボーッとしてしまう人は、眠る前にコーヒーや緑茶を飲みましょう。カフェインがちょうどよい時間に効き始め、自動的に目覚められます。

77 寝る3時間前には食事を済ませたい。睡眠不足は便秘を招くことも

夜遅い食事も腸のリズムを乱す悪い習慣です。寝る3時間前には食事を済ませましょう。

夜間などの空腹時には「モチリン」というホルモンが周期的に放出され、消化管に強い空腹期収縮を引き起こします。これによって、消化管内がきれいに掃除され、次の食事への準備が整うのです。モチリンは空になった状態の十二指腸から分泌されます。モチリンが正常に分泌されるためには、食べ物の消化にかかる時間＝3時間が必要です。そのため、寝る3時間前には食事を済ませたほうがよいのです。

また、睡眠不足は腸の健康に悪影響を及ぼします。人は日中に交感神経が優位になって活動的になり、夜に副交感神経が優位になって体をリラックスさせるという体内

リズムをもっています。**睡眠不足はこの体内リズムを狂わせます。**

睡眠不足が続くと、朝、余裕のある時間に起きられないので、朝食を摂らなくなります。胃に食べ物が入らないと、胃・結腸反射、大ぜん動が起こらず、朝の排便に結び付かなくなります。この繰り返しで、慢性便秘症につながることがあります。

78

1日の腸リズムに合った食材・栄養素

1日の食事は、時間・量だけでなく、食材や栄養素も大切です。

朝は、スープやジュースで水分を多く摂るようにしましょう。就寝中に失われた水分を補給できます。

さらに、ビタミンCが豊富に含まれた食材もおすすめです。ビタミンCが分解されることで発生するガスは、腸のぜん動運動を活発にし、便を軟らかくしてくれます。

昼は、食物繊維を積極的に摂りましょう。

食物繊維は消化に比較的時間がかかるため、腸が活発になる昼食に摂取するのがよいのです。食物繊維は腸の働きを活発にし、腸内をきれいにしてくれます。

夕食は、朝・昼で足りなかった栄養を補足するメニューを選びましょう。

また、腸の大ぜん動が朝・昼に比べて活発ではない夜は、なるべく消化のよいものを摂りましょう。

夜はゆっくりと落ち着いて食事をすることで、体をリラックスモードに導くことも大切です。

79

腸にも感情がある？現代人の多くは腸にストレスがかかっている

うつ病やパーキンソン病の患者さんを診ている精神科医の間では、患者さんの中にかなりの割合で便秘の方がいることが知られています。脳が先か、腸が先かは現在の医学では解明されていませんが、両者には関連性があり、個人的には腸にも快・不快のような感情が存在するのかもしれないと考えさせられます。脳で1％、腸で95％産出されている神経伝達物質の「セロトニン」（幸せホルモンといわれる）が欠乏していると、うつ病やパニック障害などの症状を起こしやすくなります。これは脳内セロトニンの話ですが、腸内のセロトニンの新しい作用が発見される可能性もあります。

●現代は2人に1人が腸へのストレスを抱えている

オリゴ糖メーカーである塩水港精糖株式会社との共同調査で「日本人の腸とストレ

スとの関係」をテーマに全国600人を対象にアンケート調査を実施しました。その結果、「日本人の2人に1人が腸へのストレスを抱えている」という数字が出たのです。

男性では、ストレスを感じると現れる腸の症状が、50代以降になると目立って増え、その症状も「下痢」「食欲不振」「便秘」と多様です。女性の場合、20代では「肌荒れ」、30〜40代では「食べすぎ」、50代では「不眠」が主となってきます。

●腸ストレスとは

腸にストレスがかかることを「腸ストレス」といい、腸の環境が悪化して下痢や便秘、さらには大腸がんなどの病気を誘発する可能性があると考えられています。腸ストレスには、①酸化ストレス、②低体温ストレス、③欠食・偏食ストレス、④心理ストレス、⑤免疫ストレスの5つがあります。

80

酸化ストレス、低体温ストレス、欠食・偏食ストレスに効く食べ物

酸化ストレスは、腸内で活性酸素が過剰発生し、腸をサビさせ、腸内環境を悪化させます。抗酸化作用、抗がん作用、免疫力強化に効果的な食材を摂りましょう。タマネギ、ブロッコリー、トマト、キノコ、クランベリー、バナナなどのファイトケミカルが含まれる野菜・果物、そして抗酸化作用をもつオレイン酸、ポリフェノール、ビタミンE、葉緑素といった成分が含まれるEXVオリーブオイルがおすすめです。また、乳製品や豆類、小松菜や春菊、大根の葉、ワカメなどの海藻類、イワシや小魚など、カルシウムが多い食品もよいでしょう。

●低体温ストレスに効く食べ物

薄着や冷房、運動不足による筋力低下で体が冷えると血行が悪くなります。血行不

良は低体温を招き、自律神経を乱し、腸内環境が悪化します。体を温めるスパイスが効いたカレー、腸内を温める温かいスープは低体温ストレスに効きます。スープにはEXVオリーブオイルを加えると、腸の保温効果がアップします。また、シナモンジンジャーティーもシナモンとジンジャーによる温め効果が期待できます。

●欠食・偏食ストレスに効く食べ物

ダイエットなどによる食事制限は、腸の働きを悪くします。3食しっかりと食べることが重要です。痩せたければ低カロリーで食物繊維を多く含む食材を摂りましょう。寒天やもずく、オクラ、ゴボウ、キャベツ、ニンジン、シメジ（すべて茹でたもの）などがよいでしょう。また、腸の善玉菌を増やす味噌、しょうゆ、漬物、キムチ、納豆などの発酵食品も野菜と一緒に摂りましょう。

糖質制限ダイエットは腸によくありません。食事は穀物を中心にバランスよく摂るべきです。大麦ごはんがおすすめです。

81

心理的ストレス、免疫機能に効く食べ物。トリプトファンも摂取しよう

人間関係のストレスや過労などによって起こる心理的ストレスは、腸にも悪影響を及ぼします。味噌やぬか漬け、キムチ、甘酒、日本酒などに含まれる植物性乳酸菌は、生きたまま腸に届くため、善玉菌を増やし腸内環境を整えます。ストレスが原因で腸に溜まったガスは、ペパーミントが排出してくれます。ブロッコリーやゴーヤ、キャベツ、イチゴ、キウイなどビタミンCが豊富な野菜・果物も心理的ストレスを取り除く効果が期待されています。

●免疫ストレスに効く食べ物

偏った食生活やストレスなどで腸の免疫機能が衰えると、腸内細菌のバランスが乱れます。免疫ストレスには、β-グルカン、グルタミン、マグネシウムを取り入れる

と有効です。β-グルカンは、マイタケ、シイタケなどのキノコ類や大麦に。グルタミンは、生魚や肉、生卵、トマト、海藻に含まれます。マグネシウムは、大麦やひじき、納豆、カキ、カツオ、サツマイモ、バナナ、ピーナッツなどに多く含まれます。

●トリプトファンを摂取

幸せホルモンと呼ばれる「セロトニン」のもとになるのが必須アミノ酸の一種のトリプトファンです。腸管運動をアップするためにもセロトニンは重要です。トリプトファンは大豆製品や魚介類、バナナ、アボカドなどに豊富に含まれています。

82

適度な運動が大腸がん予防になる。ウォーキングは腸の動きを活発に

運動と腸の健康には密接な関係があります。運動を習慣にすれば、筋肉が少しずつついてきます。特に、腹筋を中心とした筋肉を鍛えれば、加齢とともに低下する腸の筋肉のサポートにもなり、便秘になりにくくなります。

体を動かすことで、腸の動きもよくなります。これは歩いている人の腸をX線で撮影した実験でも明らかになっている事実です。

私が患者さんによくおすすめしている手軽なウォーキングは、1日30分を目安に、軽く汗が出るまで歩くくらいがいいでしょう。

雨で外に出られないときには、階段や段差で「踏み台昇降」をしたり、「その場足踏み」をしたりするのでもいいでしょう。

体を動かすことが、大腸がんの予防に効果的であると、国際的にも認められています。運動と大腸がん予防のはっきりとした関係はまだ明らかになっていませんが、「運動と便秘とのかかわり」は有力でしょう。

便秘になると、便が大腸のS状結腸にたまりやすくなります。便がたまった腸は、便に含まれる「胆汁酸」にさらされます。この胆汁酸が、大腸がんのリスクになるのです。そのため、便秘の解消に効果的な運動が大腸がん予防にもなるのです。

激しい運動は必要ありません。週に3回程度のウォーキング、通勤時間に30分ほど歩くことを日課にする、エレベーターではなく階段を使うなど、適度な運動で便秘解消と大腸がん予防につながるのです。

83

座ってできる「腰ひねり」「座りバタ足」で腸を動かす

お年寄りや、足腰が悪く歩くことが難しい人でも比較的容易にできるのが椅子に座ったままできる「腰ひねり」です。やり方は簡単です。椅子に座ったまま、腰をゆっくり左右にひねります。腸が動き、ガスも出やすくなります。

「腰ひねり」同様、足腰が悪い人でもできるエクササイズが「座りバタ足」です。椅子に座ったまま膝から下の左右の脚を交互に上げ、バタバタさせます。気軽にできて腸にいい刺激を与えます。

腰ひねり

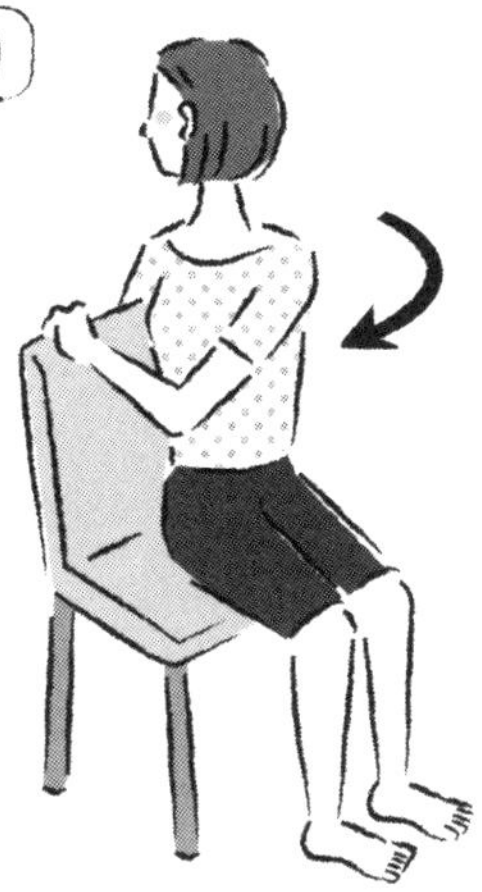

座りバタ足

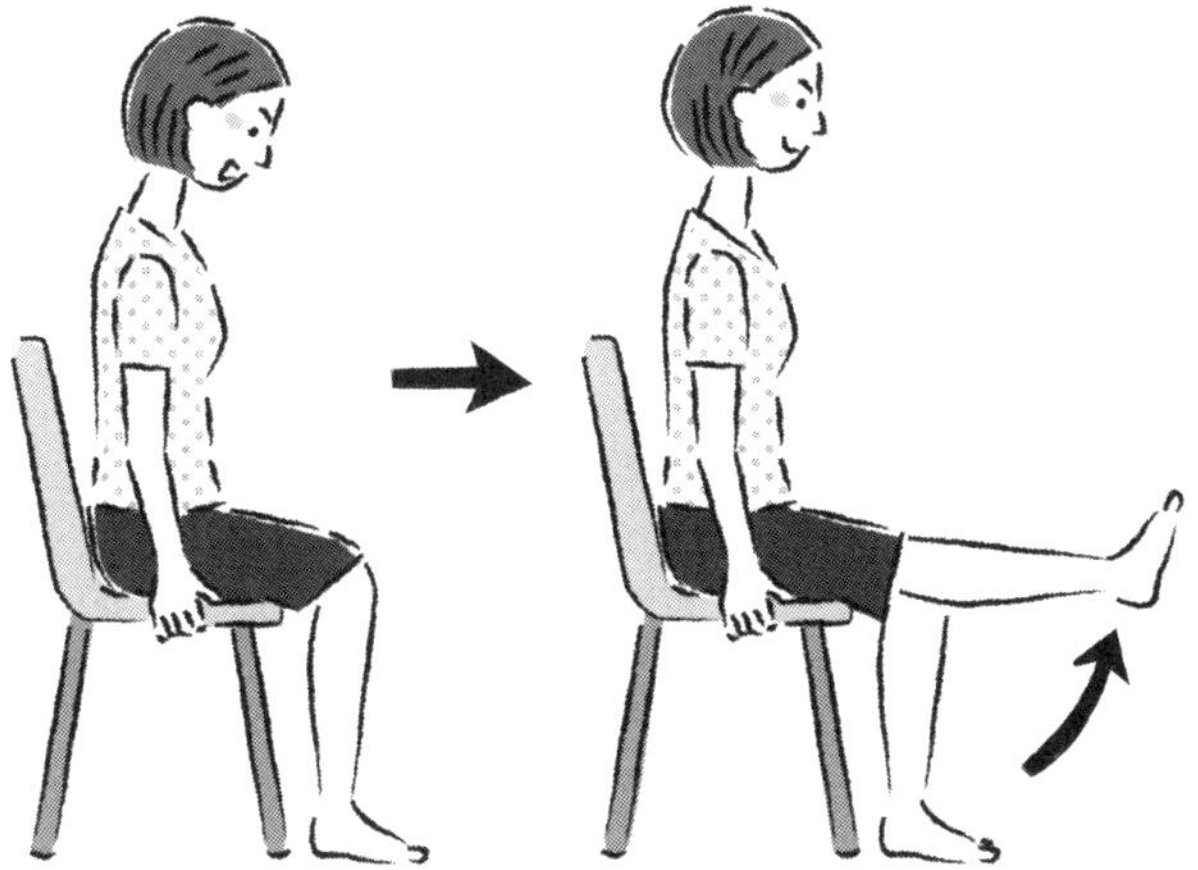

84

お腹の張りに効くマッサージ・腹式呼吸

お腹の張りに効く腸のマッサージです。強く押したり、いきんだりせず、軽くお腹をなでるように優しく行ってください。

マッサージ（1）

① 右半身を下にして、横になってください。右腕は頭の下に置くといいでしょう

② 左手全体を胃の少し下に当てて、時計回りに円を描くようにマッサージします。深呼吸をしながら、リラックスした状態で、手のひらでお腹をこするようにして5～10分続けてください

マッサージ（2）

① 右わき腹に枕を当てて横になり、右腕は頭の下に置いてください。左手で、右わ

き腹の下のほうを持ち上げながら、横行結腸を刺激するイメージで約1分間マッサージします

② 次は左わき腹に枕を当てて横になり、①と同様に右手で腸を刺激します。右手で左わき腹の下のほうを持ち上げながら、S状結腸を刺激するイメージで約1分間マッサージします

③ 仰向けになり、体を大の字にして深呼吸（腹式呼吸）を約1分間繰り返します。両手を下腹部に当て、そのまま両手で腹部を圧迫し、右から左に動かしてあげます。これを約1分間続けます。家族がいる人は、家族に両手でしっかり腹部を圧迫してもらい、右から左に動かしてもらうといいでしょう

④ うつ伏せになり、お腹の下に枕や座布団を入れて約1分間、ゆっくりと腹式呼吸をします。腸が圧迫されて動き出し、ガスが出やすくなるとともに、お腹までしっかり息を吸い込むことで直腸が刺激されます。なお、このときお尻の力は抜いてください

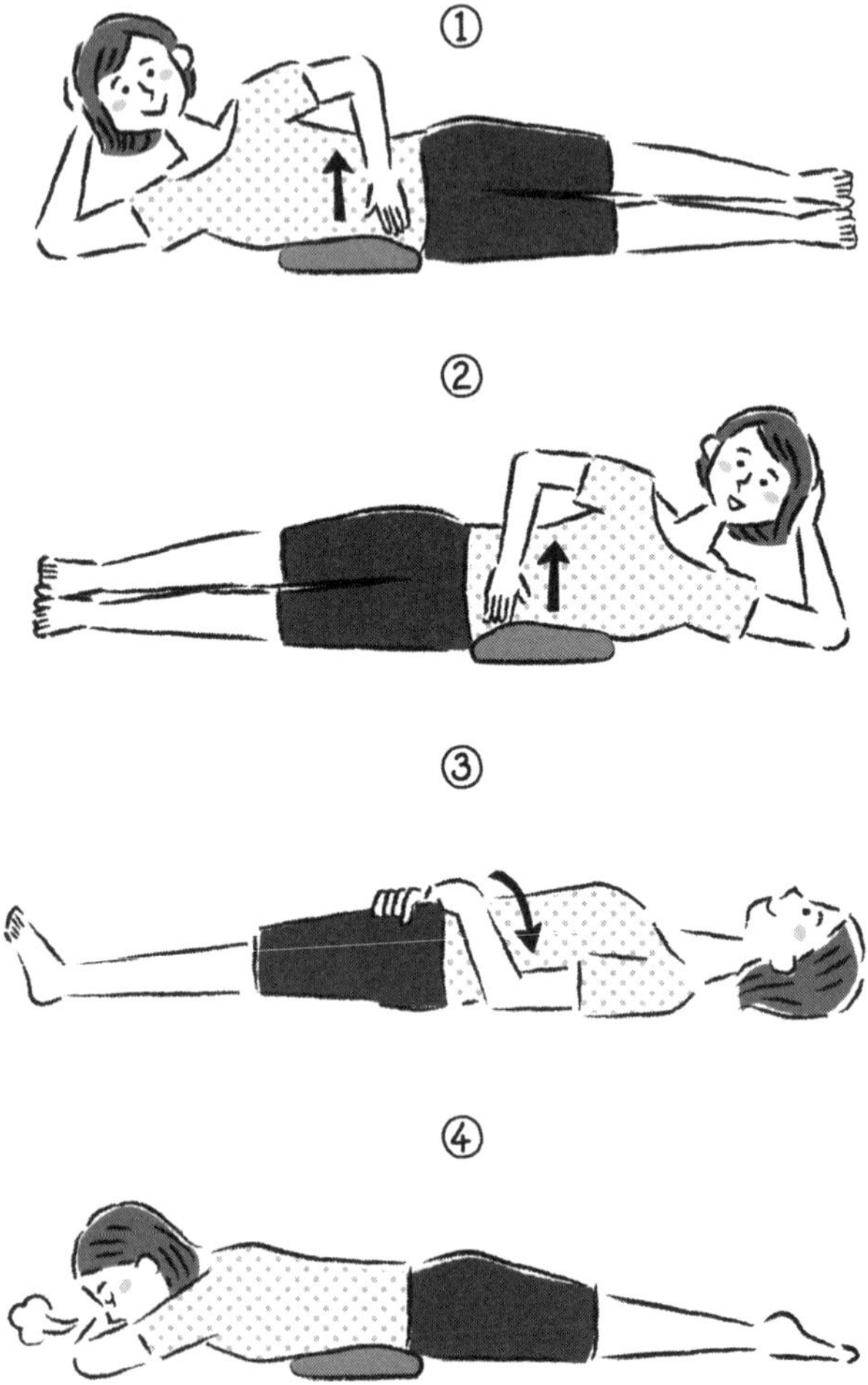
①
②
③
④

85 腸ストレッチ入浴で、腸や体を温める。足湯も腸に効果的

大腸の機能を高めるためには、体を冷やさないことが大切です。お風呂に入ったときは、体の芯まで温めるためにも、必ず湯船に浸かっていただきたいものです。あまり熱いお湯に入ると、交感神経が優位になってしまい、腸には好ましくありません。ぬるめのお湯を意識しましょう。週に1～2回は、これから紹介する「腸ストレッチ入浴」をしてみてください。半身浴の最中に行うことで効果が高まります。

●腸ストレッチ入浴

湯船に38℃前後のお湯をはり、半身浴をしながら行います。

① 下腹部の右下から、骨盤に沿って上がるように手で圧迫する

② へそのやや右上から、へそ下を通って左わき腹に手を移動させる

③　左わき腹から、骨盤の内側に沿って下がるように手で圧迫する
④　①〜③を2〜3回繰り返します
　なお、ペパーミント配合の入浴剤を湯船に入れると、お腹のガスの排出にも効果があります。

●足湯の効果

　足湯をしっかりと行うと、冷えと同時にむくみもとれて、体が軽くなります。同時に足裏やふくらはぎのマッサージをするのもおすすめです。

①　深めのたらいなどに38〜40℃のぬるめのお湯を入れる。お湯は足を入れたとき、足首の上くらいになる量を用意する
②　椅子に座って両足の足先から静かにお湯に入れていく
③　5分経ったら、ひざ下までお湯がくるように同じ温度のぬるま湯を足していき、さらに5分つける

86 アロマオイルを湯船に垂らして入浴。腸ストレス、停滞腸を改善

心地よい香りで嗅覚を刺激するアロマテラピーには、副交感神経を優位にして心身をリラックスさせる効果があります。

さまざまな楽しみ方がありますが、手軽にできて効果的なのがアロマバスです。入浴には、体を温めて全身の筋肉をほぐし、血流をよくして疲労感やストレスを解消させる効果があります。腸にもよい健康効果をもたらします。

これにアロマオイル（エッセンシャルオイル）の薬効を加えたものがアロマバスです。全身入浴はもちろん、半身浴、足湯などさまざまな形で楽しむことができます。

アロマオイルは原液を薄めて使いますが、ベースとなる希釈用オイルとしておすすめなのが、オリーブオイルになります。希釈用のオリーブオイル10㎖ほどを小瓶に入れ、好みのアロマオイルを2～5滴、その小瓶に入れてよく混ぜてから湯船に入れ

てお湯をよくかき混ぜ、入浴しましょう。

また、アロマオイルを直接浴槽の湯船に3〜5滴垂らしてみてもOKです。ペパーミント、ラベンダー、ローズマリー、タイム、カルダモン、ジンジャー、オレンジスイート、シナモンリーフなどが、腸への効果が報告されているアロマオイルです。自分の好きな香りをチョイスして、その日の心と体の疲れを解消し、ストレスから起こる腸の不調を予防、改善しましょう。

87
腸の健康に必要なのは腹筋。姿勢に影響のある背筋も意識

腸の健康に必要な筋肉は、腹筋です。腹筋の強化が腸の健康のための運動では最優先です。排便時には、腹筋を使っていきむ必要があります。運動不足や加齢によって、腹筋の中でも前面中央を縦に走る腹直筋が衰えやすくなります。この場合、腹筋運動がおすすめです。

運動の際は、リラックスして行うことが大切です。そのため、闇雲に腹筋運動100回などという目標は立てないでください。仰向けに寝て、上半身を少し起こして、お腹に力が入った状態で10秒ほど止める、この運動を毎日5〜6回行えば十分です。

● 背筋を維持する意識も大切

腹筋も大切ですが、一方で**姿勢に影響のある背筋を刺激することも腸の健康を保つ**

ためには重要です。筋肉を鍛えるというより、維持するという意識のほうが大切かもしれません。ですから、筋力トレーニングにこだわる必要はありません。

ウォーキング、水泳や水中ウォーキング、ヨガ、ストレッチなどを上手に生活の中に取り入れてみましょう。歩くことは排便時に必要な腹筋、背筋の筋力低下を防ぐためにもおすすめです。

88

腹圧を高める呼吸法。腸を動かす腹式呼吸を習慣に

呼吸には、浅く短い胸式呼吸と、深く長い腹式呼吸があります。腸を動かす呼吸は、腹式呼吸です。腹膜や横隔膜を大きく動かすので、消化管への刺激があり、排泄に必要な腹圧を高める働きがあります。意識的に毎日腹式呼吸を行うのがおすすめです。立っても座っても、寝て行ってもよいでしょう。腸の健康のためには就寝直前がおすすめです。

就寝前の腹式呼吸のやり方

① 息を口から吐いて、お腹を凹ませます。お腹の凹みを意識して、空気をすべて吐き出す意識で行います

② 次に鼻から息を吸って、お腹を膨らませます。ゆっくりと息を吸って、吸い切っ

た状態で一度息を止めましょう。

③ 休みながら①～②を5分間ほど繰り返します

ポイントは、お腹が凹んだり、膨らんだりするときに自分の腸が大きく動く感覚を意識しながらやることです。

第6章

腸と体をいつまでも若々しく健康に

89

腸が健康な人は、生活習慣病にかかりにくい。腸ストレスとも無縁

私は、長年の大腸内視鏡医としての経験から、**腸が健康で腸ストレスと無縁な人は、全身状態もよく、中高年に多い生活習慣病にもかかりにくい**ことを実感しています。

つまり、腸のよい人は健康なのです。こうした人は、気持ちも前向きで精神状態もよいです。腸は栄養の消化・吸収だけでなく、全身の老廃物を外に出す解毒機能を担っています。

●身体最大の免疫機能を備える腸

また、腸は「腸管免疫」といって、腸管の細胞に病原菌などをシャットアウトする強力な体の防御システムを備えています。

体内に侵入した細菌やウイルスなどの病原菌、細胞の突然変異によって発生したが

ん細胞などを攻撃して無力化し、病気の発症や体の不調を防ぐ力が「免疫力」です。

そのために働いているのが、マクロファージ、顆粒球、リンパ球などの免疫細胞、リゾチームや補体、インターフェロンなどの免疫物質です。

リンパ球は白血球に存在して血液の流れに乗っているのですが、人体の器官分布で60％以上が腸管（主に小腸の腸管粘膜）に存在しています。これを腸特有のリンパ組織という意味で「腸管関連リンパ組織（ＧＡＬＴ）」と呼んでいます。口から直接入ってくるウイルスや細菌、病原菌などを効率よく排除する身体における最大の免疫機能であり、その意味で体を守ってくれる要のような器官です。

腸管免疫の働きの中心が、小腸の「パイエル板」という免疫器官です。パイエル板の入り口には、Ｍ細胞という組織があります。口から侵入した異物・病原菌が小腸に到達すると、そのＭ細胞は、病原菌などをパイエル板の中に取り込むように働き、それを察知したパイエル板の中の免疫細胞群が「ＩｇＡ」という抗体を作ります。このＩｇＡが病原菌を攻撃し無害化してくれて、私たちは病気を予防できるのです。

90 魚の油は腸管免疫をアップさせる効果あり

魚の油に多く含まれる**n-3系脂肪酸は、腸管免疫の健康を維持するためにも欠かせません。**日本人は1990年代までは魚を比較的多く摂取していて、全摂取カロリーの6%を魚の油から摂っていましたが、現在では魚の摂取量が減っています。このことが、後述しますが大腸がんの発症率上昇にかかわっている可能性があります。
普段の食事では、肉類と魚介類のバランスを考え、夕食などでは肉類、魚類を交互に摂るなどして、積極的に魚類を摂るようにするとよいでしょう。

●焼き魚には大根おろしをたっぷり添えて

焼き魚を食べるときには、ぜひたっぷりの大根おろしを添えてください。大根おろしには、イソチオシアネートという辛味成分が含まれています。このイソチオシアネートは、代謝を上げ、老廃物を体外に排出させる効果があります。

●肉や魚介類には必ず野菜を添える

肉や魚などの動物性の食材には、食物繊維は含まれていません。食物繊維の重要性は既に書いていますが、メイン料理に肉や魚を食べるときには、できるだけサラダや野菜、スープを一緒に摂り、食物繊維を積極的に摂るようにしましょう。

91 検査などで見つかると驚く人が多数。大腸ポリープは必ずがんになる？

大腸ポリープがあると必ず大腸がんになると言われることがありますが、それは一部正しく、一部正しくない情報です。

そもそもポリープとは、隆起している病変の総称。腫瘍とそれ以外のポリープに分けられ、大腸にできる腫瘍以外のポリープには、炎症性ポリープ、過形成性ポリープなどがあります。腫瘍性のポリープです。

大腸ポリープは良性から悪性への変化が問題

大腸ポリープのうち、問題になるのは腫瘍性ポリープです。腫瘍性ポリープには良性と悪性とがあり、悪性の腫瘍が、がんです。良性のポリープは腺腫と呼ばれています。大腸ポリープの70～80％は腺腫です。ところが、腺腫は良性だからといって安心できません。腺腫はがんに移行する前の前がん状態（がんになる一歩手前の状態）と考えられているからです。つまり腺腫は、まだ悪性の腫瘍ではないものの、放っておけばがんになる可能性が高いのです。問題となるのは、腺腫から大腸がんへの変化なのです。

●ポリープ切除でがんのリスクは低下する

厚生労働省班会議の多施設共同研究によるデータでは、ポリープを切除した人たちの5年後の大腸がん罹患率は0・7％、10年後では2・2％です。これに対しポリープを切除していない人たちでは、5年後の大腸がん罹患率は1・0％、10年後では5・2％と、ポリープを切除した人たちの方が、大腸がんの罹患率が低いことがわかりました。大腸ポリープ（腺腫）を大腸内視鏡検査で早期に発見、内視鏡的大腸ポリープ切除術（ポリペクトミー）を施行すれば、大腸がんになるリスクが低下するのです。

92

日本人にとって身近になってしまった「大腸がん」

大腸がんは日本人にとって身近ながんです。厚生労働省が公開した「令和2年（2020年）全国がん登録罹患数・率報告」によると、日本では年間14万7724人（男性8万2809人、女性6万4915人）が大腸がんに罹患し、大腸がんで死亡した人の数は2022年では5万3088人（男性2万8099人、女性2万4989人）にも上ります。がん死症例の割合では、大腸がんは女性1位、男性2位と上位です。さらに、死亡率を都道府県別に見ると、東北地方に高い地域があります（原因は明確になっていません）。

●遺伝性の大腸がんもある

大腸がんには、遺伝性のリンチ症候群というものも存在します。リンチ症候群とは、アメリカ・クレイトン大学のリンチ教授らによって明らかになったがん家系症候群、大腸がんなどのがんが発生する確率が高くなる遺伝的障害のことです。詳細は割愛しますが、診断基準をざっくりとまとめると、50歳未満で大腸がんに罹患した人が家族内にいれば要注意ということです。

ただ、日本では食習慣の変化などによって大腸がんが増加しています。遺伝性かどうかにかかわらず、定期検査を受け、自己防衛に努めたいものです。

アメリカで大腸がんが減少した理由

日本では大腸がんは増加傾向にありますが、アメリカでは男女ともに死因別死亡率の第2位ではあるものの、その割合は減少傾向にあります。その背景に、国をあげて実施した大腸がんの予防キャンペーン「5 A DAY（ファイブ・ア・デイ）」があります。これは1日に5皿分、350gの野菜と200gの果物を摂取することを目標としたものです。アメリカの大腸がんの減少は、食習慣の改善と早期発見・早期治療の広報・宣伝効果によるものなのです。

93

知っていれば発症リスクはグンと減る!?大腸がんを招く食生活

大腸がん発症リスクが増加する食事スタイルは、断定的な指定はされていませんが、腸内環境を悪化させるという意味では難治性炎症性腸疾患である潰瘍性大腸炎やクローン病のリスクファクターとなっているファストフードがあげられます。

ハンバーガーなどでは肉類（赤身肉）、フライドポテトでは油（リノール酸やトランス脂肪酸）などを多く使用しているからです。

また、炭水化物を抜く、断食によるダイエットも1日の食物繊維摂取量が減少するため、大腸がんのリスクを高める可能性があります。

●魚の油が大腸がんを予防する

腸管免疫の健康維持に効果があることで魚の油を紹介しましたが、その主要構成脂肪酸であるＥＰＡ・ＤＨＡは、大腸がんの発症を抑制することが動物実験からも報告されています。

人間の体を構成する脂肪には、細胞の内外を隔てる細胞膜があります。

ＥＰＡやＤＨＡに代表されるｎ‐３系脂肪酸は、この細胞膜に働きかけ、発がんを促進する因子の反応を抑える可能性が指摘されています。

94

加齢とともに腸機能は低下する。ただし、実年齢＝腸年齢ではない

人間の体は、40歳を超えると胃腸の機能が少しずつ低下します。腸の機能は30歳を過ぎた頃から徐々に衰え始め、40代になると、20代の頃と比較して70％弱の強度（腸の弾力性）しかなくなってしまいます。中高年になっても若い頃の食生活を続けたり、知らぬ間に腸に悪い習慣を続けていると、腸の強度はさらに下がってしまい、腸だけでなく、全身の健康を損なうことになりかねません。

●加齢によって腸内細菌も変化する

先に触れた腸の免疫機能ですが、加齢によって腸内細菌の微生物生態系に変化が出て、免疫機能は低下していきます。また、腸管免疫の中枢と位置づけられている小腸も加齢によってリンパ球の集まりである腸管関連リンパ組織が機能低下するため、免

疫機能が低下していきます。

ただし、「実年齢＝腸年齢」ではありません。**食生活とライフスタイルで腸の状態を健康に保てば、腸の免疫機能の低下スピードは遅くなります。**

●腸の状態は見た目にも影響を及ぼす

腸の不調は外見におよびます。肌の不調は便秘が原因のことが多いです。便秘が続くと、血中に老廃物が増え、血液に乗って全身に広がるといわれています。乾燥やくすみ、にきび、吹き出物の原因になるのです。老廃物が腸に残留すると体臭にも影響します。便秘が続くとアセトン臭という体臭が出やすくなるのです。便秘の影響で老廃物が溜まり、血行が悪くなると、体の水分代謝が低くなり、むくみが起こります。またガスが溜まり、下腹がポッコリとします。痩せにくくもなります。

見た目を改善したければ、腸内のアンチエイジングから始めましょう。

95

いつまでも若々しい人は腸が健康。アンチエイジングの鍵は腸にあり

免疫の中心を担うT細胞、B細胞、ナチュラルキラー（NK）細胞などからなる「リンパ球」。このリンパ球の60％は腸管に存在しています。つまり、**腸は人体最大の免疫器官**なのです。これは腸が口とつながっていて、外の世界とつながっている器官だからです。小腸と大腸では免疫の役割が異なり、両方の免疫がきちんと機能することによって、腸の健康、体の健康が保たれます。腸の免疫力は上げることができます。腸の免疫力が高ければ、アンチエイジングにもいい効果をもたらすのです。

●アンチエイジングに有効な3つの要素

アンチエイジングに効果が認められるものとして、日本抗加齢医学会は①カロリー制限、②抗酸化の2つをあげています。これは、高カロリーの食品や酸化した油物の

食品を避け、低カロリーで抗酸化物質を多く含んだ野菜や果物などを摂るべき、ということです。

私はこの2つに加えて、③**腸内環境**が重要だと考えています。腸内環境の悪化はさまざまな病気を招き、結果的に健康寿命も短くなってしまいます。昔に比べ、小腸・大腸の病気になる人が増加していることから、日本人の腸内環境は昔より悪くなっているといえます。

96

腸と体のアンチエイジングに効く食べ合わせ

ビタミンCの多い野菜と果物＋オリーブオイルの食べ方は、アンチエイジングにおすすめです。オリーブオイルには、ビタミンEが豊富に含まれています。ビタミンCには酸化したビタミンEの抗酸化作用を元通りにする働きがあります。そのため、ビタミンC＋ビタミンEは、酸化ストレスから腸を守ってくれるのです。

●ビタミンCはぜん動運動を活性化させる

ビタミンCは腸内で分解されるときにガスを発生させます。このガスには腸のぜん動運動を活性化させる働きがあります。さらにビタミンCには、体内の酸化を防ぐ抗酸化作用やビタミンEの働きを助ける相乗的抗酸化作用があります。これらビタミンCの恩恵をより効果的に受けるために、野菜サラダにレモンをひと搾りし、EXVオリーブオイルを適量かけて食べることをおすすめします。

また、卵には食物繊維とビタミンC以外の栄養素、特にタンパク質が豊富に含まれています。卵料理には、ビタミンCを含む野菜や果物を一緒に摂り入れましょう。たとえば、オムレツにトマトソースをかけると、ビタミンCを摂取することができます。

●お肌のアンチエイジングはバナナで

バナナには、エネルギー源になる糖分をはじめ、マグネシウム、カリウムといったミネラル類、ビタミンB群、ビタミンE、葉酸、アミノ酸の一種であるトリプトファン、食物繊維などが含有されています。

私が30〜49歳の女性21人に行った調査では、バナナを1日2本、4週間摂取することで、皮膚の水分、脂分、弾力などが優位に改善することが判明しました。さらに、バナナ摂取後には、排便の状況が改善しています。

バナナによって腸の内臓感覚が改善、皮膚感覚も改善しています。

97

不規則な食生活は腸の大敵。腸にダメージを与えるダイエットはやめよう

ダイエットのために1日の食事回数を減らしている人もいるでしょうが、これは腸にとって悪い習慣です。食事量が少なくなると、栄養不足を招きます。食物繊維の摂取量が減ることで、便秘の原因にもなります。

最も抜いてはいけないのが朝食です。朝食を抜くと、大腸にとって大切な収縮運動の「大ぜん動」が起こらなくなり、慢性便秘症の引き金を引くことにつながります。

●腸にダメージを与える「炭水化物抜きダイエット」

炭水化物は糖質と食物繊維で構成されています。炭水化物に含まれる食物繊維には、血糖値上昇を抑制する働きがあります。さらに食物繊維は、便通の改善作用が認めら

れ、水溶性食物繊維がコレステロールを低下させ、便を軟らかくしてくれます。糖質オフダイエットで炭水化物を抜くと、食物繊維の摂取量が減少します。そのことで便秘になりやすくなり、さらには肥満や糖尿病などにつながる可能性もあるのです。

病気でもなく、健康上炭水化物を控える必要がない人が「糖質を含んでいる」という理由だけで、穀物や野菜、果物の摂取を必要以上に制限するのはよくありません。炭水化物を制限した食事を長期間続けることによる影響や安全性は明らかになっておらず、さまざまなリスクも指摘されています。

98

食事時間が不規則でも食べるべき大腸にやさしい食べ物

仕事などで不規則な生活を余儀なくされることもあるでしょう。それでも食事内容には気をつけたいものです。できるだけ和食（家庭食）を選び、1日20gの食物繊維を摂るようにしましょう。穀物、根菜類、豆類、海藻類をバランスよく摂ります。

デザートには、キウイフルーツやプルーンがおすすめです。キウイフルーツは100g中の食物繊維量が2・5gあり、プルーンは水溶性食物繊維と不溶性食物繊維が50％ずつ含まれているバランスのよい果物です。

●大腸にやさしいキウイフルーツ

キウイフルーツは大腸にやさしいフルーツです。ぜん動運動を活発にするだけでなく、抗酸化作用もあります。少量でも食物繊維の含有量が豊富で、水溶性食物繊維と不溶性食物繊維のバランスも理想的です。

排便が毎日ではない中学生にキウイフルーツを1日1個、14日間摂取してもらう調査をしたことがあります。その結果、64・5％の中学生が排便回数が1日1回になり、「1日2回以上」と回答した人と合わせると約7割にも達し、排便状況が改善しました。

深刻な便秘に悩む人には、水溶性食物繊維の摂取が欠かせません。キウイフルーツには水溶性食物繊維が豊富に含まれているため、ヨーグルトと混ぜて食べることをおすすめします。

99

毎日排便があっても腸が健康なわけではない

便は出せばいいというわけではありません。状態も大切です。

水分不足の方はうさぎの糞のようにコロコロとした硬い便が出ます。

肉を食べすぎたときは、肉のタンパク質が分解されるときに腸内のガスの臭いが強くなり、便が臭く、おならがたくさん出ます。

食物繊維不足のときには、便の量が少なく、長さも勢いもなくヒョロヒョロとした状態になり、残便感もあります。

お酒を飲みすぎると、腸の働きが過敏になって、下痢の状態になってしまいます。

運動不足の方は、腸の動きの低下から食事のたびにお腹がポッコリと出てしまいます。便意は感じるものの、なかなか便が出ず、出ると大量で臭いがきついのが特徴です。

全体的に腸の働きが低下気味の方は、小さい塊がつながっていたり、ソーセージ状の便が出たりします。短時間の間に何回にも分けて出ることが多いようです。**毎日排便があっても、便の状態が悪ければ、腸が健康とはいえない**のです。

●トイレに行くだけでは便意は起こらない

メディアで「朝トイレに行って座ることが便意を生み出す」というように出ていることがあります。ところが、慢性便秘症の患者さんのように、便意が消失してしまっている方には、まったく意味がありません。朝食を摂ることが、胃・結腸反射、さらには大ぜん動につながり、便意を生じさせるのです。

朝は余裕を持って起き、朝食を摂る習慣をつけましょう。すると、便意が復活するので、そこでトイレに行くようにしていくのです。

100

月経前症候群（ＰＭＳ）に伴う便秘症状は、食事で解決する

ＰＭＳやそれに伴う便秘症状は、食事や生活習慣のケアによって軽減することができます。

食事では、水分をいつもより多めに摂りましょう。そして塩分を抑えて、カルシウムやマグネシウムを豊富に含む食材を積極的に摂りましょう。ごまや貝類、しらす、豆腐などは、カルシウムやマグネシウムを豊富に含みます。

また、マグネシウムとカルシウムはバランスに注意しましょう。カルシウムを摂りすぎると、マグネシウムが体外に排出されやすくなります。吸収率を考えるなら、ビタミンＣやビタミンＤを含んだ食品と一緒に摂りましょう。

おわりに

「和食（家庭食）は健康食」といわれていますが、143ページで触れたように、それは昔の話になりつつあります。手軽で美味しい食べ物は増えましたが、これまで数十年にわたる食の欧米化が、私たち日本人の腸内環境や健康面を変えていったと思わざるを得ません。

そのほか、「日本人の2人に1人が腸へのストレスを抱えている」ということを、168ページで、私が以前実施したアンケート調査の結果として紹介しました。

現代を生きる私たちは、食習慣や生活環境などさまざまな要因から腸へのストレスを抱えています。この腸へのストレスを取り除き、腸の健康を取り戻すことができれば、全身の健康を保ち、元気で長生きすることができます。

最後まで読んでいただいた読者のみなさんなら、もうわかるかと思います。

本書で紹介した、腸にいい〝100〟のトピックのどれでも構いませんので、腸のことにお悩みなら、手始めにご自分ですぐにできそうなことを1つでも実践してみてください。

また、今回、私の長年の経験やデータから〝100〟のトピックを出して1冊にまとめた都合上、どうしても説明が不十分に感じる点があったかもしれません。そんなときには、巻末の参考文献からご自身が興味を持てる本を手に取っていただければ幸いです。

みなさんのこれからが、日々健やかに過ごせることを願ってやみません。

令和6年9月　松生恒夫

おもな参考文献【すべて松生恒夫著】

●『見た目は腸が決める』（光文社）
●『寿命の9割は腸で決まる』（幻冬舎）
●『食物繊維で腸スッキリ！ 便秘解消データＢＯＯＫ』（朝日新聞出版）
●『「排便力」をつけて便秘を治す本』（光文社）
●『腸に悪い14の習慣「これ」をやめれば腸が若返る』（ＰＨＰ研究所）
●『腸はぜったい冷やすな！』（光文社）
●『腸長寿な腸になる77の習慣』（講談社）
●『「腸ストレス」を取り去る習慣』（青春出版社）
●『日本一の長寿県と世界一の長寿村の腸にいい食事』（ＰＨＰ研究所）
●『腸内リセットで便秘とサヨナラ。』（春陽堂書店）
●『口々、腸生活』（総合法令出版）
●『腸の名医が明かす！ 見た目スッキリ！3週間で内臓脂肪がみるみる落ちる本』（宝島社）
●『腸を温めれば寿命が延びる！ 不調が消える！ 名医が教える最強の腸活』（宝島社）

松生恒夫（まついけ・つねお）

1955年東京生まれ。医学博士。松生クリニック院長。東京慈恵会医科大学卒業。同大学第三病院内科助手、松島病院大腸肛門病センター診療部長などを経て、2004年、東京都立川市に松生クリニックを開業。5万件以上の大腸内視鏡検査を行ってきた腸疾患治療の第一人者。便秘外来の専門医として地中海式食生活、漢方療法、音楽療法などを取り入れた診療で効果を上げている。著書に『子どもの便秘は今すぐなおせ』（主婦の友社）、『見た目は腸が決める』（光文社）、『「脳の老化」を止める食事術』（青春出版社）、『日本一の長寿県と世界一の長寿村の腸にいい食事』（PHP研究所）など多数。

腸にいい習慣ベスト100

2024年10月23日　初版発行

著　者　松生恒夫
発行者　野村直克
発行所　総合法令出版株式会社
〒103-0001 東京都中央区日本橋小伝馬町15-18
EDGE小伝馬町ビル9階
電話　03-5623-5121
印刷・製本　中央精版印刷株式会社

ISBN978-4-86280-968-1
総合法令出版ホームページ　http://www.horei.com/